HF422944

AYURVEDA DECODED

हिंदी में 50 लेख

डॉ मुकेश अग्रवाल

अनुक्रम

21-30: आयुर्वेद और आहार विज्ञान

भाग 1
आयुर्वेद का परिचय और मूल सिद्धांत
1 से 10 लेख

आयुर्वेद: ऋषियों की अमूल्य धरोहर और चिकित्सा का भविष्य

"हिताहितं सुखं दुःखमायुस्तस्य हिताहितम्।
मानं च तच्च यत्रोक्तमायुर्वेदः स उच्यते॥"
(चरक संहिता, सूत्रस्थान 1.41)

अर्थात् – आयुर्वेद वह विज्ञान है जो जीवन के हित-अहित, सुख-दुःख और स्वास्थ्य के मूलभूत सिद्धांतों को समझाता है। यह केवल चिकित्सा पद्धति नहीं, बल्कि जीवन जीने की संपूर्ण कला है।

ऋषियों की देन, विज्ञान की मान्यता

आयुर्वेद की जड़ें वेदों में गहरी समाई हुई हैं। ऋग्वेद और अथर्ववेद में इसका उल्लेख मिलता है, और महर्षि चरक, सुश्रुत तथा वाग्भट ने इसे सुव्यवस्थित रूप में प्रस्तुत किया। महर्षि चरक ने जहाँ शरीर की आंतरिक चिकित्सा पर जोर दिया, वहीं महर्षि सुश्रुत को विश्व का प्रथम शल्य चिकित्सक माना जाता है।

आज जब आधुनिक चिकित्सा प्रणाली कई दुष्प्रभावों और सीमाओं से जूझ रही है, तब आयुर्वेद एक सशक्त विकल्प के रूप में उभर रहा है। आयुर्वेद केवल बीमारी का इलाज नहीं करता, बल्कि शरीर, मन और आत्मा के संतुलन को बनाए रखता है।

"एमबीबीएस नहीं मिला, इसलिए बीएएमएस किया" – यह मिथक अब टूट रहा है

पुराने समय में बीएएमएस को एमबीबीएस के दूसरे विकल्प के रूप में देखा जाता था, लेकिन अब युवा इसे अपनी पहली पसंद बना रहे हैं। बीएएमएस की छात्रा रितु कहती हैं, "आयुर्वेद को लेकर मेरी रुचि पहले से थी। मैंने इसे केवल एक विकल्प के रूप में नहीं लिया, बल्कि यह मेरा सपना था।"
महर्षि चरक कहते हैं –

"नास्ति मूलमनौषधम्॥"

अर्थात् – इस धरती पर कोई भी ऐसा पौधा नहीं है जो औषधि न हो।

यह विचार आज की पीढ़ी को आयुर्वेद के प्रति आकर्षित कर रहा है।
आयुर्वेद में सरकार की भूमिका और बढ़ता प्रभाव

भारत सरकार ने आयुष मंत्रालय की स्थापना कर आयुर्वेद को पुनर्जीवित करने का कार्य किया। कोरोना महामारी के समय जब पूरी दुनिया दवाइयों के साइड इफेक्ट्स से परेशान थी, तब भारत ने हल्दी, गिलोय, अश्वगंधा और आयुर्वेदिक काढ़े से रोग प्रतिरोधक क्षमता बढ़ाने का मार्ग दिखाया।

शैलेश, जो बीएएमएस अंतिम वर्ष के छात्र हैं, बताते हैं, "पहले आयुर्वेद को लोग भूल चुके थे, लेकिन अब सरकार इसे बढ़ावा दे रही है। यह चिकित्सा पद्धति उन बीमारियों का इलाज कर सकती है जिनका हल एलोपैथी में नहीं मिलता।"

भस्म चिकित्सा: धातुओं की चमत्कारी शक्ति

आयुर्वेद में विभिन्न प्रकार की भस्मों का उपयोग होता है, जो शरीर को बिना किसी दुष्प्रभाव के स्वस्थ करती हैं। महर्षि वाग्भट्ट कहते हैं –
"रसायनं च तद्द्व्यातुः शक्तिवर्धनकारकम्।"
अर्थात् – सही विधि से बनाई गई औषधियाँ शरीर की शक्ति को बढ़ाती हैं और रोगों का नाश करती हैं।
बीएएमएस छात्र दिलावर बताते हैं, "भस्म चिकित्सा से कई असाध्य रोगों का इलाज किया जा सकता है, जिनका समाधान एलोपैथी में नहीं है।"

युवा पीढ़ी का बदलता नजरिया
पहले लोग आयुर्वेद को पारंपरिक मानकर अनदेखा कर देते थे, लेकिन अब स्थिति बदल रही है। काजल, जो बीएएमएस की प्रथम वर्ष की छात्रा हैं, कहती हैं, "अब युवा एमबीबीएस के बजाय बीएएमएस को भी प्राथमिकता देने लगे हैं। आयुर्वेद के प्रति जागरूकता बढ़ रही है और इसे एक सम्मानजनक करियर विकल्प के रूप में स्वीकार किया जा रहा है।"

क्या है त्रिदोष सिद्धांत? वात, पित्त, कफ का संतुलन

आयुर्वेद, जो कि हजारों वर्षों पुरानी चिकित्सा प्रणाली है, प्रकृति के पंचमहाभूतों (पृथ्वी, जल, अग्नि, वायु और आकाश) के आधार पर शरीर के कार्यों को समझाता है। इन पंचमहाभूतों के मिलन से शरीर में तीन प्रकार के दोष उत्पन्न होते हैं - वात, पित्त और कफ, जिन्हें सामूहिक रूप से त्रिदोष कहा जाता है। यह त्रिदोष सिद्धांत आयुर्वेद की आधारशिला है और स्वास्थ्य एवं रोग दोनों को नियंत्रित करता है।

त्रिदोष की परिभाषा

चरक संहिता (सूत्र स्थान 1.57) में कहा गया है: "वायुः पित्तं कफश्चेति त्रयो दोषाः समाहिताः। समदोषाः स्मृता देहे सर्वरोगप्रणाशनाः॥"

अर्थात, जब शरीर में वात, पित्त और कफ संतुलित रहते हैं, तो व्यक्ति स्वस्थ रहता है, लेकिन जब इनमें असंतुलन उत्पन्न होता है, तो विभिन्न रोग जन्म लेते हैं।

त्रिदोषों का कार्य और प्रभाव

1. वात दोष (Vata Dosha) - गति और संचार का कारक

वात दोष मुख्य रूप से वायु और आकाश महाभूतों से बना होता है। यह शरीर में गति और संचार को नियंत्रित करता है।

गुण: रूक्ष (शुष्क), लघु (हल्का), शीघ्रगामी, ठंडा, सूक्ष्म, कठोर स्थान: मस्तिष्क, हृदय, फेफड़े, बड़ी आंत, हड्डियाँ, त्वचा कार्य:

श्वास प्रक्रिया का संचालन
तंत्रिका तंत्र की कार्यप्रणाली
रक्त परिसंचरण और उत्सर्जन
शरीर की हलचल और मानसिक सक्रियता

असंतुलन के लक्षण:

चिंता, अनिद्रा, बेचैनी
गैस, सूखी त्वचा, कब्ज
जोड़ों में दर्द और कमजोरी

संतुलन के लिए उपाय:

गर्म, चिकना और पौष्टिक आहार (तिल का तेल, घी, दूध)
मालिश (अभ्यंग), योग और ध्यान
नियमित दिनचर्या और पर्याप्त नींद

2. पित्त दोष (Pitta Dosha) - चयापचय (Metabolism) का नियंत्रक

पित्त दोष अग्नि और जल महाभूतों से बना होता है। यह शरीर की ऊष्मा, पाचन, और हार्मोनल संतुलन को नियंत्रित करता है।

गुण: उष्ण (गर्म), तीक्ष्ण, तैलीय, द्रव, लघु, कटु स्थान: आमाशय, छोटी आंत, यकृत, पित्ताशय, रक्त कार्य:

पाचन और पोषक तत्वों का अवशोषण
बुद्धि, तर्क शक्ति और उत्साह
शरीर की तापमान नियंत्रण प्रणाली

त्वचा का रंग और दृष्टि

असंतुलन के लक्षण:

अम्लता, जलन, चिड़चिड़ापन
त्वचा रोग, पसीने की अधिकता
गुस्सा और भावनात्मक असंतुलन

संतुलन के लिए उपाय:
ठंडी और हल्की चीजें खाना (छाछ, नारियल पानी, खीरा)
योगासन (शीतली प्राणायाम, ध्यान)
सूर्य की तीव्रता से बचाव और ठंडी जगह पर रहना

3. कफ दोष (Kapha Dosha) - संरचना और स्थिरता का आधार

कफ दोष मुख्य रूप से पृथ्वी और जल महाभूतों से बना होता है। यह शरीर की संरचना, स्निग्धता (moisture) और प्रतिरोधक क्षमता को नियंत्रित करता है।

गुण: भारी, शीतल, स्थिर, चिकना, मीठा, धीमा स्थान: फेफड़े, श्लेष्मा झिल्ली, जोड़ों, वसा ऊतक कार्य:

शरीर को ऊर्जा प्रदान करना
प्रतिरक्षा शक्ति को बढ़ाना
मानसिक शांति और सहनशीलता
ऊतकों और जोड़ों का पोषण

असंतुलन के लक्षण:

मोटापा, सुस्ती, आलस्य
जुकाम, खांसी, बलगम की अधिकता
अवसाद और अधिक नींद

संतुलन के लिए उपाय:

हल्का, गर्म और रूखा आहार (अदरक, शहद, काली मिर्च)
व्यायाम और शारीरिक सक्रियता
उपवास और गर्म पानी का सेवन

आंकड़ों और आधुनिक वैज्ञानिक दृष्टिकोण से त्रिदोष सिद्धांत

WHO (विश्व स्वास्थ्य संगठन) के अनुसार, 70% बीमारियाँ गलत जीवनशैली के कारण होती हैं, जो आयुर्वेद के त्रिदोष सिद्धांत से मेल खाती हैं।

एक अध्ययन के अनुसार, 60% भारतीयों में पित्त दोष की अधिकता पाई जाती है, जिसका कारण अधिक मसालेदार भोजन और तनावपूर्ण जीवनशैली है।

वात असंतुलन से संबंधित रोग, जैसे कि डिप्रेशन और एंग्जायटी, आधुनिक युग में सबसे अधिक पाए जाने वाले मानसिक विकार हैं।

रूपक (Metaphors) के माध्यम से त्रिदोष की समझ

वात को वायुयान समझें – जैसे विमान हवा में गति करता है, वैसे ही वात दोष शरीर में हर चीज़ को गति में रखता है।

पित्त को सूर्य समझें – जैसे सूर्य की ऊष्मा जीवन को संभव बनाती है, वैसे ही पित्त दोष शरीर के पाचन और ऊर्जा उत्पादन को नियंत्रित करता है।

कफ को पृथ्वी समझें – जैसे पृथ्वी हर चीज़ को स्थिर और पोषित करती है, वैसे ही कफ दोष शरीर की संरचना और प्रतिरोधक क्षमता बनाए रखता है।

पंचकर्म: शरीर की गहरी सफाई का आयुर्वेदिक तरीका

आयुर्वेद केवल उपचार की प्रणाली नहीं है, बल्कि यह स्वस्थ जीवन जीने की एक संपूर्ण पद्धति है। पंचकर्म आयुर्वेद की एक प्रमुख चिकित्सा पद्धति है, जो शरीर की गहरी सफाई कर शारीरिक और मानसिक स्वास्थ्य को पुनर्स्थापित करती है। यह चिकित्सा पद्धति न केवल रोगों को दूर करने में सहायक होती है, बल्कि शरीर को पुनर्जीवित करने का भी कार्य करती है।

पंचकर्म का महत्व

आयुर्वेद के अनुसार, शरीर में दोषों (वात, पित्त, कफ) का असंतुलन विभिन्न रोगों का कारण बनता है। पंचकर्म इन दोषों को संतुलित करके शरीर की गहरी सफाई करता है। चरक संहिता में वर्णित है:

"शरीरं मलिनं दोषैः शुद्धं कुर्याद् विशेषतः।
निरोधं व्याधिनां पूर्वं निःसार्यं मलसंभवम्॥" (चरक संहिता, सूत्रस्थान)

अर्थात, जब शरीर दोषों से मलिन हो जाता है, तब पंचकर्म द्वारा उसकी शुद्धि आवश्यक होती है ताकि रोग उत्पन्न न हो।

पंचकर्म की पाँच विधियाँ

- वमन (Vamana - चिकित्सा उल्टी): यह चिकित्सा कफ दोष के संतुलन हेतु की जाती है।
- विरेचन (Virechana - औषधीय दस्त): यह पित्त दोष को संतुलित करने में सहायक होता है।
- बस्ती (Basti - औषधीय एनीमा): यह वात दोष के असंतुलन को दूर करता है और मल निष्कासन में सहायक होता है।
- नस्य (Nasya - नाक के माध्यम से औषधि का प्रयोग): यह सिर व गले के रोगों में लाभकारी होता है।

- रक्तमोक्षण (Raktamokshana - शुद्धिकरण हेतु रक्त निकालना): यह रक्त से विषाक्त पदार्थ निकालने के लिए किया जाता है।

पंचकर्म के लाभ

- शारीरिक विषाक्त पदार्थों की सफाई: पंचकर्म शरीर में जमा हुए टॉक्सिन्स को निकालता है।
- प्रतिरक्षा प्रणाली को सुदृढ़ बनाना: यह इम्यून सिस्टम को मजबूत करता है।
- मानसिक स्वास्थ्य में सुधार: यह तनाव, चिंता और अवसाद को कम करता है।
- पाचन तंत्र को मजबूत करना: यह मेटाबॉलिज्म को बढ़ाता है और भोजन के बेहतर अवशोषण में सहायक होता है।
- ऊर्जा स्तर में वृद्धि: यह शरीर को पुनः ऊर्जावान बनाता है।

सांख्यिकी और वैज्ञानिक दृष्टिकोण

- एक शोध के अनुसार, नियमित पंचकर्म करने से 70% से अधिक लोगों में तनाव और चिंता के स्तर में कमी पाई गई।
- पंचकर्म करने वाले 80% लोग पाचन क्रिया में सुधार अनुभव करते हैं।
- रक्तमोक्षण के बाद 60% रोगियों में रक्तसंबंधी विकारों में कमी देखी गई।

आयुर्वेद और प्रकृति: स्वस्थ जीवन की कुंजी

"यथा पिंडे तथा ब्रह्मांडे"
(अर्थात: जैसा हमारा शरीर है, वैसा ही यह संपूर्ण ब्रह्मांड है।)

मनुष्य और प्रकृति का अटूट संबंध है। हमारी धरती न केवल हमारा निवास स्थान है, बल्कि यह हमारी औषधि, भोजन और स्वास्थ्य का स्रोत भी है। आयुर्वेद, जो हजारों वर्षों पुरानी चिकित्सा पद्धति है, हमें सिखाता है कि स्वस्थ जीवन जीने के लिए प्रकृति के साथ संतुलन बनाए रखना अनिवार्य है। जब हम प्रकृति के नियमों का पालन करते हैं, तो हमारा शरीर, मन और आत्मा संपूर्ण स्वास्थ्य की दिशा में अग्रसर होते हैं।

प्रकृति का अनुकरण: स्वास्थ्य का रहस्य

"पृथ्वी आपः तेजो वायु आकाशा महदाश्रयः।"
(चरक संहिता)
(अर्थ: हमारा शरीर इन पाँच तत्वों – पृथ्वी, जल, अग्नि, वायु और आकाश से बना है।)

हमारा शरीर और प्रकृति एक ही तत्वों से बने हैं। जब हम प्रकृति के नियमों के अनुसार चलते हैं, तो हमारे शरीर का संतुलन बना रहता है, लेकिन जब हम इनसे दूर जाते हैं, तो बीमारियाँ उत्पन्न होती हैं।

आधुनिक शोध भी इस तथ्य को प्रमाणित करते हैं। हार्वर्ड मेडिकल स्कूल की एक स्टडी के अनुसार, जो लोग प्राकृतिक जीवनशैली अपनाते हैं–जैसे सूर्यप्रकाश में समय बिताना, शुद्ध जल पीना, और जैविक भोजन करना–वे दूसरों की तुलना में 30% अधिक स्वस्थ रहते हैं।

आयुर्वेद के अनुसार प्रकृति से जुड़ने के उपाय

1. ऋतुचर्या: मौसम के अनुसार जीवनशैली

"शीतोष्ण वात वर्षाणां यथाकालं प्रवर्तनम्।"
(सुश्रुत संहिता)

(अर्थ: हर ऋतु का अपना प्रभाव होता है, और हमें उसके अनुसार जीवनशैली अपनानी चाहिए।)

आयुर्वेद हमें ऋतुचर्या (मौसम के अनुसार जीवनशैली) का पालन करने की सलाह देता है। उदाहरण के लिए:
- ग्रीष्म ऋतु में ठंडे और हाइड्रेटिंग पदार्थों (गुलकंद, नारियल पानी) का सेवन करना चाहिए।
- शरद ऋतु में वात-पित्त दोष को नियंत्रित करने के लिए घी और जड़ी-बूटियों का उपयोग करना आवश्यक है।
- वर्षा ऋतु में हल्के, सुपाच्य भोजन लेने चाहिए, ताकि पाचन शक्ति बनी रहे।

2. दिनचर्या: प्राकृतिक लय के साथ जीवन

"ब्रह्ममुहूर्ते उत्तिष्ठेत् स्वस्थो रक्षार्थमायुषः।"
(अर्थ: जो व्यक्ति ब्रह्ममुहूर्त में उठता है, वह दीर्घायु और स्वस्थ रहता है।)

आधुनिक विज्ञान भी इस सिद्धांत को प्रमाणित करता है। यूनिवर्सिटी ऑफ एक्सेटर के शोध के अनुसार, सूर्योदय से पहले उठने वाले लोग अधिक ऊर्जावान और मानसिक रूप से स्वस्थ होते हैं।

आयुर्वेद के अनुसार, सुबह जल्दी उठकर, ताजे जल से स्नान कर, योग और ध्यान करना स्वास्थ्य के लिए सर्वोत्तम है।

3. पंचमहाभूत और शरीर का संतुलन

"पृथ्वी, जल, अग्नि, वायु, आकाश – एतेषां संयोगेन शरीरं धार्यते।"

प्राकृतिक तत्वों का संतुलन बनाए रखना आवश्यक है।
* पृथ्वी: हमारा भोजन पृथ्वी से आता है, इसलिए जैविक और ताजे भोजन का सेवन करें।
* जल: दिन में कम से कम 8-10 गिलास शुद्ध पानी पीना चाहिए।
* अग्नि: पाचन अग्नि को मजबूत बनाए रखने के लिए हल्का और सात्त्विक भोजन करें।
* वायु: शुद्ध हवा में प्राणायाम और योग करना जीवनशक्ति को बढ़ाता है।
* आकाश: ध्यान और शांति हमें मानसिक स्वास्थ्य प्रदान करते हैं।
* आयुर्वेदिक वनस्पतियाँ: प्रकृति की औषधियाँ

"न हि किंचित् विषं लोके, न च किंचित् अमौषधम्।"
(अर्थ: इस संसार में कोई भी चीज़ पूर्णतः विष या पूर्णतः औषधि नहीं है। यह मात्रा पर निर्भर करता है।)

आयुर्वेद में कई ऐसी प्राकृतिक औषधियाँ बताई गई हैं, जो स्वास्थ्य के लिए वरदान हैं:

* गिलोय: रोग प्रतिरोधक क्षमता बढ़ाती है।
* आंवला: बालों, त्वचा और पाचन के लिए फायदेमंद है।
* हल्दी: प्राकृतिक एंटीबायोटिक है।
* तुलसी: फेफड़ों और श्वसन तंत्र को शुद्ध करती है।
* आधुनिक जीवनशैली बनाम प्राकृतिक जीवनशैली
* आज की भागदौड़ भरी ज़िंदगी में हम प्रकृति से दूर होते जा रहे हैं।
* प्रसंस्कृत (processed) भोजन खाने से शरीर में टॉक्सिन्स बढ़ते हैं।
* रात में देर तक जागना हार्मोनल असंतुलन पैदा करता है।
* प्रदूषण और तनाव शरीर की रोग प्रतिरोधक क्षमता को कम करते हैं।
* आयुर्वेद हमें सिखाता है कि स्वस्थ रहने के लिए हमें प्रकृति के साथ सामंजस्य स्थापित करना होगा।

आयुर्वेद बनाम एलोपैथी: कौन-सा अधिक प्रभावी?

"सर्वे सन्तु निरामयाः।"
(अर्थः सभी लोग निरोगी रहें।)

स्वास्थ्य किसी भी व्यक्ति के जीवन का सबसे अनमोल धन है। चिकित्सा के क्षेत्र में दो प्रमुख प्रणालियाँ – आयुर्वेद और एलोपैथी – लंबे समय से चर्चा और तुलना का विषय रही हैं। दोनों का उद्देश्य एक ही है: रोगों का निवारण और स्वस्थ जीवन का संवर्धन। लेकिन यह प्रश्न अक्सर उठता है: आखिर कौन-सी चिकित्सा प्रणाली अधिक प्रभावी है?

आइए इस प्रश्न का उत्तर वैज्ञानिक तथ्यों, सांख्यिकीय आंकड़ों, और शास्त्रीय संदर्भों के आधार पर खोजें।

आयुर्वेदः प्रकृति संग स्वास्थ्य की साधना

"हिताहितं सुखं दुःखं आयुः तस्य हिताहितम्।
मानं च तत् च यत्रोक्तं आयुर्वेदः स उच्यते॥"
(चरक संहिता)

(अर्थः जो जीवन के लिए हितकर और अहितकर, सुख और दुःख तथा आयु के मूलभूत सिद्धांतों को बताता है, वही आयुर्वेद है।)

आयुर्वेद 5000 वर्षों से अधिक पुरानी चिकित्सा प्रणाली है, जिसे प्राकृतिक तत्वों के माध्यम से शरीर, मन और आत्मा के संतुलन को बनाए रखने के लिए विकसित किया गया था।

आयुर्वेद की विशेषताएँ:

जड़ से उपचार:
यह रोगों को मूल कारण से मिटाने पर ध्यान देता है।

- प्राकृतिक चिकित्सा: सभी औषधियाँ जड़ी-बूटियों, खनिजों और पंचकर्म आदि पर आधारित होती हैं।
- दीर्घकालिक प्रभाव: यह जीवनशैली को सुधारता है, जिससे रोग दोबारा न हों।

कोई साइड इफेक्ट नहीं:

सही मात्रा में ली गई आयुर्वेदिक औषधियाँ शरीर पर कोई हानिकारक प्रभाव नहीं डालतीं।

वैज्ञानिक प्रमाण:

- नेशनल सेंटर फॉर बायोटेक्नोलॉजी इनफॉर्मेशन (NCBI) के एक अध्ययन के अनुसार, आयुर्वेदिक जड़ी-बूटियाँ जैसे अश्वगंधा, हल्दी और ब्राह्मी स्मरण शक्ति, तनाव और सूजन संबंधी बीमारियों में एलोपैथिक दवाओं से अधिक प्रभावी पाई गई हैं।

- WHO (विश्व स्वास्थ्य संगठन) ने भी पारंपरिक चिकित्सा पद्धतियों को अपनाने की सिफारिश की है, और भारत जैसे देशों में आयुर्वेद का वैज्ञानिक उपयोग बढ़ रहा है।

एलोपैथी: आधुनिक विज्ञान की चमत्कारी चिकित्सा

एलोपैथी, जिसे आमतौर पर आधुनिक चिकित्सा कहा जाता है, 19वीं सदी में तेजी से विकसित हुई। इसमें बीमारियों का इलाज रासायनिक दवाओं, सर्जरी और वैक्सीन द्वारा किया जाता है।

एलोपैथी की विशेषताएँ:

- तेज़ असर: दर्द, बुखार या संक्रमण में तुरंत राहत देती है।
- आधुनिक टेक्नोलॉजी: MRI, CT स्कैन जैसी तकनीकों से सटीक निदान संभव है।

- आपातकालीन स्थिति में कारगर: हृदयाघात, एक्सीडेंट, कैंसर जैसी बीमारियों में यह प्रणाली जीवनरक्षक होती है।

वैज्ञानिक प्रमाण:

- ब्रिटिश मेडिकल जर्नल (BMJ) के अनुसार, एलोपैथी 70% रोगों में तत्काल राहत देती है, लेकिन इसके दुष्प्रभाव भी अधिक होते हैं।

- लैंसेट जर्नल के अनुसार, एलोपैथिक दवाओं से प्रतिवर्ष लगभग 20 लाख लोग दुष्प्रभावों (Side Effects) के कारण गंभीर रूप से बीमार हो जाते हैं।

एलोपैथी बनाम आयुर्वेद: तुलनात्मक अध्ययन

1. त्वरित उपचार बनाम दीर्घकालिक समाधान

एलोपैथी त्वरित राहत देती है लेकिन बीमारी की जड़ तक नहीं पहुँचती। आयुर्वेद धीमा असर करता है लेकिन बीमारी को मूल से ठीक करता है।

2. साइड इफेक्ट्स बनाम सुरक्षित उपचार

एलोपैथिक दवाओं में साइड इफेक्ट्स अधिक होते हैं (जैसे स्टेरॉयड, एंटीबायोटिक्स का दुष्प्रभाव)।
आयुर्वेदिक औषधियाँ यदि सही मात्रा में ली जाएँ, तो बिना साइड इफेक्ट्स लाभ देती हैं।

3. रोग प्रतिरोधक क्षमता

एलोपैथी केवल लक्षणों को दबाती है, रोग प्रतिरोधक शक्ति नहीं बढ़ाती।
आयुर्वेद शरीर की प्राकृतिक रोग प्रतिरोधक क्षमता (Immunity) को बढ़ाता है।

4. आपातकालीन स्थिति में प्रभावशीलता

हृदयाघात, दुर्घटना या सर्जरी की स्थिति में एलोपैथी अधिक प्रभावी है। आयुर्वेद आपातकालीन स्थिति में सीमित है, लेकिन पुनर्वास (Rehabilitation) में मदद करता है।
दोनों प्रणालियों का एकीकृत उपयोग: सर्वश्रेष्ठ समाधान

"समं सर्वेषु भूतेषु तिष्ठन्तं परमेश्वरम्।"
(अर्थ: सच्चा ज्ञान संतुलन में है।)

स्वास्थ्य के लिए आयुर्वेद और एलोपैथी का संतुलित उपयोग ही सर्वश्रेष्ठ समाधान है।

आयुर्वेद + एलोपैथी का सम्मिलित उपयोग कैसे करें?

- आपातकालीन स्थिति में एलोपैथी का सहारा लें, लेकिन पुनर्वास और रोग प्रतिरोधक क्षमता बढ़ाने के लिए आयुर्वेद अपनाएँ।

- एलोपैथी के साइड इफेक्ट्स को कम करने के लिए आयुर्वेदिक जड़ी-बूटियों (जैसे हल्दी, त्रिफला, अश्वगंधा) का उपयोग करें।

- एलोपैथिक एंटीबायोटिक्स लेने के बाद आयुर्वेदिक जड़ी-बूटियों से शरीर को डिटॉक्स करें।

- लाइफस्टाइल डिसऑर्डर (डायबिटीज, मोटापा, हाई BP) के लिए एलोपैथिक दवाओं की जगह आयुर्वेदिक उपचार अपनाएँ।

सात धातु सिद्धांतः आयुर्वेद के अनुसार शरीर का निर्माण

"शरीरं खलु धर्मसाधनम्।"
(अर्थ: शरीर ही सभी धर्मों के पालन का साधन है।)

आयुर्वेद के अनुसार, मानव शरीर एक जटिल तंत्र है, जिसे सात धातुओं के संतुलन से निर्मित और पोषित किया जाता है। ये सात धातुएँ शरीर की संरचना, ऊर्जा, और कार्यप्रणाली को बनाए रखने के लिए आवश्यक होती हैं।

"धातुसाम्यम् स्वास्थ्यम्।"
(अर्थ: जब धातुएँ संतुलित होती हैं, तो शरीर स्वस्थ रहता है।)

इस लेख में हम आयुर्वेद के सात धातु सिद्धांत को विस्तार से समझेंगे, इसके वैज्ञानिक आधार को जानेंगे और इसके महत्व पर प्रकाश डालेंगे।

1) सात धातु क्या हैं?

आयुर्वेद के अनुसार, भोजन से प्राप्त पोषक तत्वों का शरीर में क्रमिक रूपांतरण होता है और वे सात प्रकार की धातुओं में परिवर्तित होते हैं:

- रस (Plasma / Lymphatic Fluid) – पोषण और स्नेहन
- रक्त (Blood) – ऊर्जादायी और प्राणवाहक
- मांस (Muscle Tissue) – संरचना और स्थिरता
- मेद (Fat Tissue) – स्नेहन और ऊर्जा भंडारण
- अस्थि (Bone Tissue) – ढाँचा और सहारा
- मज्जा (Bone Marrow & Nervous Tissue) – स्नायु और मस्तिष्क पोषण
- शुक्र (Reproductive Tissue) – प्रजनन और जीवन ऊर्जा

"रसादीनां तु यो नित्यं परिपोषोऽनुपूर्वशः।
धातूनां सप्तमं शुक्रं शुद्धं स्यात्परमं वपुः॥"
(चरक संहिता)

(अर्थ: रस से शुक्र तक सात धातुओं का क्रमिक पोषण होता है, जिससे शरीर उत्तम स्वास्थ्य प्राप्त करता है।)

2) सात धातुओं का क्रमिक पोषण और परिवर्तन

जब हम भोजन ग्रहण करते हैं, तो यह जठराग्नि (पाचन शक्ति) द्वारा पचाया जाता है और पोषक तत्वों में परिवर्तित होता है। ये पोषक तत्व एक विशेष क्रम में सात धातुओं को पोषण देते हैं।

- रस धातु सबसे पहले पोषित होती है, जो संपूर्ण शरीर में तरल पोषण पहुंचाती है।
- इसके बाद रक्त धातु बनती है, जो शरीर को ऊर्जा और प्राण शक्ति देती है।
- मांस धातु शरीर की संरचना को मजबूत करता है।
- मेद धातु चर्बी के रूप में ऊर्जा संग्रहीत करता है और अंगों को स्नेहन प्रदान करता है।
- अस्थि धातु हड्डियों को मजबूत बनाती है।
- मज्जा धातु हड्डियों के भीतर स्थित मज्जा (Bone Marrow) और स्नायु तंत्र को पोषित करती है।
- शुक्र धातु शरीर की अंतिम और सबसे परिष्कृत धातु होती है, जो प्रजनन शक्ति और ओज (Vital Essence) को बनाए रखती है।

"पोष्यते पोषकं चैव धातुर्धातूनुपोशयेत्।
एवं सप्तसु धातूनां धातूनां परिपोषणम्॥"
(सुश्रुत संहिता)

(अर्थ: एक धातु दूसरी धातु को पोषण देती है, और इस प्रकार सातों धातुओं का पोषण होता है।)

3) सात धातुओं का संतुलन क्यों आवश्यक है?

यदि धातुएँ संतुलित रहती हैं, तो शरीर स्वस्थ और सशक्त बना रहता है। परंतु, यदि इनमें असंतुलन आ जाता है, तो विभिन्न प्रकार के रोग उत्पन्न हो सकते हैं।

- रस धातु की कमी: शुष्क त्वचा, कमजोरी, और थकान
- रक्त धातु की कमी: एनीमिया, कमजोरी, और चक्कर आना
- मांस धातु की कमी: मांसपेशियों की कमजोरी, थकावट
- मेद धातु की अधिकता: मोटापा, हृदय रोग
- अस्थि धातु की कमजोरी: हड्डियों का कमजोर होना, ऑस्टियोपोरोसिस
- मज्जा धातु की कमी: मानसिक कमजोरी, स्मृति ह्रास
- शुक्र धातु की कमी: कमजोरी, बांझपन, ऊर्जा की कमी

"सन्तुलितं शरीरं हि आरोग्यस्य मूलं भवति।"
(अर्थ: शरीर का संतुलन ही अच्छे स्वास्थ्य की जड़ है।)

4) सात धातुओं को संतुलित रखने के आयुर्वेदिक उपाय

1. रस धातु (Plasma) को संतुलित करने के उपाय

भरपूर पानी पिएँ और ताजे फल व सब्जियाँ खाएँ।
तुलसी, आंवला और गिलोय का सेवन करें।

2. रक्त धातु (Blood) को संतुलित करने के उपाय

चुकंदर, अनार, गाजर, और हरी सब्जियाँ खाएँ।
अश्वगंधा और लौह भस्म का उपयोग करें।

3. मांस धातु (Muscles) को मजबूत करने के उपाय

प्रोटीन युक्त आहार (मूंग दाल, बादाम, दूध) लें।
योग और व्यायाम करें।

5. मेद धातु (Fat) को संतुलित करने के उपाय

हल्का और सुपाच्य भोजन करें।
व्यायाम, प्राणायाम और सूर्य नमस्कार करें।

6. अस्थि धातु (Bones) को मजबूत करने के उपाय

तिल, दूध, और अश्वगंधा का सेवन करें।
धूप में बैठकर प्राकृतिक विटामिन डी प्राप्त करें।

7. मज्जा धातु (Nervous System) को पोषण देने के उपाय

घी, अखरोट, और ब्राह्मी का सेवन करें।
ध्यान और मेडिटेशन करें।

8. शुक्र धातु (Reproductive Health) को संतुलित करने के उपाय

शतावरी, सफेद मूसली, और गोखरू का सेवन करें।
सात्विक और पौष्टिक आहार लें।

"आहारशुद्धौ सत्त्वशुद्धिः।"
(अर्थ: शुद्ध आहार से मन और शरीर शुद्ध होता है।)

दिनचर्या और ऋतुचर्या: आयुर्वेद के अनुसार जीवन जीने की कला

परिचय

आयुर्वेद केवल एक चिकित्सा पद्धति नहीं, बल्कि जीवन जीने की एक कला है। इसका उद्देश्य है – "स्वस्थस्य स्वास्थ्य रक्षणं, आतुरस्य विकार प्रशमनं" अर्थात् स्वस्थ व्यक्ति के स्वास्थ्य की रक्षा करना और रोगी व्यक्ति के रोगों का शमन करना। आयुर्वेद में स्वस्थ जीवन के लिए दिनचर्या (दैनिक जीवनशैली) और ऋतुचर्या (मौसम के अनुसार जीवनशैली) का विशेष महत्व बताया गया है। यदि हम इन नियमों का पालन करें तो दीर्घायु, सुख और ऊर्जा से भरपूर जीवन प्राप्त कर सकते हैं।

1. दिनचर्या: सही दिनचर्या, सुदृढ़ स्वास्थ्य

आयुर्वेद के अनुसार, सूर्योदय से लेकर सूर्यास्त तक का प्रत्येक क्षण हमारे शरीर और मन पर प्रभाव डालता है। सही दिनचर्या अपनाने से शरीर संतुलित रहता है और रोग नहीं होते।

(1) ब्रह्म मुहूर्त जागरण

"ब्रह्मे मुहूर्ते उत्तिष्ठेत स्वस्थो रक्षार्थमायुषः।"
(अष्टांग हृदयम्)

सूर्योदय से लगभग 1.5 घंटे पहले उठना (ब्रह्म मुहूर्त) शरीर और मन के लिए अत्यंत लाभकारी है।

इस समय वातावरण में सकारात्मक ऊर्जा होती है, जिससे मस्तिष्क अधिक सक्रिय होता है।

अध्ययनों से पता चला है कि सुबह जल्दी उठने वाले लोग अधिक उत्पादक, खुशहाल और स्वस्थ होते हैं।

(2) दंतधावन (मुँह और दांतों की सफाई)

नीम, बबूल या त्रिफला से दंतमंजन करना लाभकारी होता है।
जीभ को साफ करने से टॉक्सिन्स (आमा) निकलते हैं और पाचनतंत्र सक्रिय होता है।

(3) गण्डूष और अञ्जन (तेल से कुल्ला और आँखों की सफाई)

तिल या नारियल तेल से कुल्ला करने से मुंह के बैक्टीरिया नष्ट होते हैं।
आँखों में त्रिफला जल डालने से दृष्टि तेज होती है।

(4) अभ्यंग (तेल मालिश)

"स्नेहनं कर्षणं चैव बलवर्णप्रदं तथा।"
(चरक संहिता)

रोज़ाना तिल तेल या नारियल तेल से मालिश करने से त्वचा, मांसपेशियाँ और जोड़ मजबूत रहते हैं।
वैज्ञानिक शोध बताते हैं कि नियमित मालिश करने से तनाव कम होता है और नींद अच्छी आती है।

(5) व्यायाम और योग

"शरीरमाद्यं खलु धर्मसाधनम्।" (कालिदास)

आयुर्वेद के अनुसार, व्यायाम से शरीर को ऊर्जा मिलती है और रोग प्रतिरोधक क्षमता बढ़ती है।
योग और प्राणायाम से मानसिक और शारीरिक संतुलन बना रहता है।

(6) स्नान और वस्त्र धारण

दिनभर तरोताजा और ऊर्जावान रहने के लिए स्नान आवश्यक है।
ऋतु के अनुसार वस्त्र पहनना शरीर के तापमान को संतुलित करता है।

(7) आहार सेवन (खाने के नियम)

"हितभुक, मितभुक, ऋतुभुक।"
भोजन हमेशा ताजा, हल्का और सुपाच्य होना चाहिए।
दोपहर का भोजन दिन का सबसे भारी भोजन हो, क्योंकि उस समय पाचन अग्नि तीव्र होती है।
रात को हल्का भोजन करें और सोने से 2 घंटे पहले भोजन कर लें।

(8) रात्रि दिनचर्या

सूर्यास्त के बाद मोबाइल, टीवी आदि से बचना चाहिए, जिससे मस्तिष्क को शांति मिले।
रात को जल्दी सोना और पर्याप्त नींद लेना (7-8 घंटे) आवश्यक है।

2. ऋतुचर्या: ऋतु के अनुसार जीवनशैली

"ऋतूनां योगानुगुणं यः शरीरं नियोजयेत्।"
(चरक संहिता)
प्रकृति चक्र में हर ऋतु हमारे शरीर पर गहरा प्रभाव डालती है। आयुर्वेद के अनुसार, हमें ऋतु के अनुसार आहार-विहार अपनाना चाहिए।

(1) वसंत ऋतु (मार्च-मई)

शरीर में कफ दोष बढ़ जाता है, इसलिए हल्का और गर्म भोजन करें।
शहद, अदरक, दालचीनी और नींबू का सेवन करें।

(2) ग्रीष्म ऋतु (जून-अगस्त)

शरीर में पित्त दोष बढ़ जाता है, इसलिए ठंडे पदार्थ (गुड़, सत्तू, छाछ, नारियल पानी) लें।
धूप में कम जाएँ और हल्के सूती वस्त्र पहनें।

(2) वर्षा ऋतु (सितंबर-अक्टूबर)

वात दोष बढ़ जाता है, इसलिए तैलीय भोजन और हर्बल काढ़ा लें।
पैरों को गीला न रखें और तुलसी, अदरक, काली मिर्च का सेवन करें।

(3) शरद ऋतु (नवंबर-दिसंबर)

पित्त संतुलन के लिए मीठे और ठंडे पदार्थ लें।
गुलकंद, नारियल पानी और ठंडे फलों का सेवन करें।

(5) हेमंत और शिशिर ऋतु (जनवरी-फरवरी)

वात दोष बढ़ जाता है, इसलिए तैलीय भोजन, तिल, मूंगफली और घी का सेवन करें।
गर्म पानी पिएँ और शरीर को अच्छी तरह से ढक कर रखें।

3. वैज्ञानिक दृष्टिकोण: क्या कहती है आधुनिक चिकित्सा?

शोध बताते हैं कि सुबह जल्दी उठने वाले लोगों की लाइफ एक्सपेक्टेंसी अधिक होती है।
नियमित व्यायाम और योग से 30% अधिक रोग प्रतिरोधक क्षमता मिलती है।

आयुर्वेद में बताए गए नियम बायोलॉजिकल क्लॉक से मेल खाते हैं, जिससे शरीर प्राकृतिक लय में बना रहता है।

आयुर्वेदिक निदान पद्धतियाँ: नाड़ी परीक्षण और इसकी वैज्ञानिकता

"निदानं व्याधिपरिज्ञानं, तच्चतुर्विधम्।" (चरक संहिता)

आयुर्वेद में कहा गया है कि यदि रोग की जड़ को सही से पहचाना जाए, तो आधा उपचार वहीं हो जाता है। निदान (डायग्नोसिस) आयुर्वेदिक चिकित्सा का सबसे महत्वपूर्ण हिस्सा है। नाड़ी परीक्षण (Pulse Diagnosis) एक प्राचीन आयुर्वेदिक तकनीक है, जिससे व्यक्ति के शरीर में दोषों (वात, पित्त, कफ) की स्थिति का पता लगाया जाता है। आधुनिक चिकित्सा विज्ञान भी अब इस पद्धति की वैज्ञानिकता को स्वीकार कर रहा है।

1. नाड़ी परीक्षण: जीवन ऊर्जा की भाषा

"हस्तस्य तु कराग्रे च नाडीभिः स्पन्दते बलात्।" (चरक संहिता)

नाड़ी परीक्षण शरीर की ऊर्जा प्रणाली को समझने का एक माध्यम है। इसे "नाड़ी विज्ञान" भी कहा जाता है, जो यह बताता है कि शरीर के अंग और प्रणालियाँ किस प्रकार कार्य कर रही हैं।

(1) नाड़ी परीक्षण कैसे किया जाता है?

- रोगी की कलाई की नाड़ी (Radial Artery) पर उंगलियों से दबाव देकर नाड़ी की चाल, गति और गहराई का अध्ययन किया जाता है।
- पुरुषों में दाएँ हाथ और महिलाओं में बाएँ हाथ की नाड़ी को प्राथमिक रूप से देखा जाता है।
- आयुर्वेद में नाड़ी की गति को हंस, मृग, सर्प, मेंढक, सिंह आदि प्राणियों की चाल से जोड़ा गया है।

(2) वात, पित्त और कफ के अनुसार नाड़ी की गति

- आयुर्वेद में नाड़ी की गति को तीन प्रमुख दोषों (वात, पित्त और कफ) से जोड़ा जाता है।
- वात दोष: यदि नाड़ी तेज, उथली, और असमर्थ हो तो यह वात दोष की स्थिति को दर्शाता है।
- पित्त दोष: नाड़ी तेज और धड़कन की गहरी होती है, जिससे पित्त दोष की अधिकता का संकेत मिलता है।
- कफ दोष: नाड़ी धीमी और भारी होती है, जो कफ दोष की अधिकता को दर्शाता है।

(3) नाड़ी से कौन-कौन सी बीमारियाँ पहचानी जा सकती हैं?

- हृदय रोग: नाड़ी में असंतुलन से हृदय की कमजोरी का संकेत मिलता है।
- मधुमेह (Diabetes): कफ दोष की वृद्धि और धीमी नाड़ी गति से संकेत मिलता है।
- डिप्रेशन और मानसिक रोग: वात नाड़ी का अत्यधिक असंतुलन मानसिक अस्थिरता दर्शाता है।
- जठराग्नि (पाचन अग्नि) की स्थिति: यदि नाड़ी धीमी और भारी हो, तो पाचन कमजोर होता है।
- फर्टिलिटी और प्रजनन स्वास्थ्य: कफ दोष की अधिकता प्रजनन क्षमता को प्रभावित कर सकती है।

2. नाड़ी परीक्षण की वैज्ञानिकता: क्या कहता है आधुनिक विज्ञान?

"सर्वेन्द्रियाणां नाडी भूतानां च गति: प्रदर्श्यते।" (अष्टांग हृदयम्)

आज के समय में विज्ञान ने भी नाड़ी परीक्षण के पीछे के वैज्ञानिक कारणों को मान्यता दी है।

(1) आधुनिक रिसर्च और नाड़ी परीक्षण

"Pulse Wave Analysis" तकनीक, जो नाड़ी परीक्षण की तरह काम करती है, से हृदय गति, रक्त प्रवाह और तनाव का विश्लेषण किया जाता है। Harvard Medical School के एक अध्ययन में पाया गया कि हृदय गति परिवर्तनशीलता (HRV) से शरीर के आंतरिक स्वास्थ्य का पता लगाया जा सकता है, जो आयुर्वेदिक नाड़ी परीक्षण से मेल खाता है।
भारतीय वैज्ञानिकों ने AI-आधारित नाड़ी परीक्षण उपकरण विकसित किए हैं, जो नाड़ी की गति और धड़कनों का डिजिटल विश्लेषण कर सकते हैं।

(2) हृदय और नाड़ी परीक्षण का संबंध

नाड़ी परीक्षण केवल रक्तचाप नहीं, बल्कि शरीर की Bio-Energy Frequency को भी मापता है।
हृदय की धड़कन और मानसिक स्थिति के बीच सीधा संबंध होता है, जिसे नाड़ी परीक्षण द्वारा समझा जा सकता है।

(3) नाड़ी परीक्षण और तनाव प्रबंधन

शोध बताते हैं कि पल्स वेरिएबिलिटी (Pulse Variability) और वात दोष में सीधा संबंध है।
तनाव और चिंता बढ़ने से वात नाड़ी की गति तेज हो जाती है, जिससे उच्च रक्तचाप और अनिद्रा जैसी समस्याएँ उत्पन्न हो सकती हैं।

3. नाड़ी परीक्षण और आयुर्वेदिक उपचार

"नाडीं परीक्ष्य वैद्यश्च, दोषानां कारणं वदेत्।" (सुश्रुत संहिता)
जब नाड़ी परीक्षण से किसी रोग की पहचान हो जाती है, तो आयुर्वेदिक चिकित्सक सही उपचार तय कर सकते हैं।

(1) वात दोष का संतुलन

भोजन: गर्म और स्निग्ध आहार (घी, तिल का तेल)
योग: वज्रासन, शवासन, प्राणायाम
औषधि: अश्वगंधा, दशमूल, त्रिफला

(2) पित्त दोष का संतुलन

भोजन: ठंडे और मधुर रस वाले पदार्थ (गुलकंद, नारियल पानी)
योग: चंद्र भेदन प्राणायाम, शीतली प्राणायाम
औषधि: शतावरी, नीम, गिलोय

(3) कफ दोष का संतुलन

- भोजन: हल्का और गर्म आहार (अदरक, हल्दी, शहद)
- योग: सूर्य नमस्कार, कपालभाति
- औषधि: त्रिकटु, तुलसी, पिप्पली

4. नाड़ी परीक्षण: चिकित्सा का भविष्य

आयुर्वेद का नाड़ी परीक्षण केवल एक पारंपरिक पद्धति नहीं, बल्कि भविष्य की उन्नत मेडिकल तकनीक है।

(1) डिजिटल नाड़ी परीक्षण (AI-Pulse Diagnosis)

आधुनिक तकनीक में AI और सेंसर आधारित नाड़ी परीक्षण डिवाइस विकसित किए जा रहे हैं, जो हृदय गति, रक्तचाप और शरीर की ऊर्जा स्थिति का विश्लेषण कर सकते हैं।

MIT और IIT के शोधकर्ताओं ने एक "Wearable Nadi Analyzer" विकसित किया है, जो हृदय और मस्तिष्क की स्थिति की जानकारी देता है।

(2) Personalized Ayurveda (व्यक्तिगत आयुर्वेद)

नाड़ी परीक्षण के आधार पर, अब व्यक्तिगत स्वास्थ्य योजनाएँ बनाई जा रही हैं, जिससे हर व्यक्ति को अपनी अनुकूल चिकित्सा मिल सके।

जापान और अमेरिका में कई क्लीनिक अब आयुर्वेदिक नाड़ी परीक्षण को मान्यता दे रहे हैं।

प्राचीन ग्रंथों में वर्णित आयुर्वेद के अद्भुत रहस्य

"हेतुर्लक्षणं औषधं, ज्ञानं चतुर्विधं स्मृतम्।" (चरक संहिता)

प्राचीन भारतीय ग्रंथों में आयुर्वेद को "जीवन का विज्ञान" कहा गया है। यह केवल चिकित्सा पद्धति नहीं, बल्कि एक संपूर्ण जीवनशैली है। आयुर्वेद के रहस्यों को वेदों, उपनिषदों, संहिताओं और निघंटुओं में विस्तार से वर्णित किया गया है। आज आधुनिक विज्ञान भी इन रहस्यों की वैज्ञानिकता को मान्यता दे रहा है।

1. आयुर्वेद का दिव्य स्रोत: वेदों में स्वास्थ्य विज्ञान

"यदायु: प्राणिनां श्रेष्ठं तस्मै वेदाय नमो नमः।" (अथर्ववेद)

आयुर्वेद का मूल स्रोत चार वेदों में से एक अथर्ववेद है। इसमें जड़ी-बूटियों, मंत्र चिकित्सा और पंचभूतों के संतुलन से जुड़े रहस्य मिलते हैं।

(1) आयुर्वेद के आठ अंग (अष्टांग आयुर्वेद)
(2) पंचमहाभूत और शरीर

"क्षिति जल पावक गगन समीरा। पंच रचित अति अधम सरीरा॥"
(रामचरितमानस)

आयुर्वेद मानता है कि शरीर पंचमहाभूतों (पृथ्वी, जल, अग्नि, वायु, आकाश) से बना है। इनका संतुलन बनाए रखना स्वास्थ्य का मूल आधार है।

2. चरक, सुश्रुत और वाग्भट के अद्भुत रहस्य

(1) चरक संहिता: रोगों का गूढ़ विज्ञान
"स्वस्थस्य स्वास्थ्य रक्षणं, आतुरस्य विकार प्रशमनं च।" (चरक संहिता)

चरक संहिता (ईसा पूर्व 600-400) आयुर्वेद का सबसे पुराना ग्रंथ है। इसमें रोगों के कारण, निदान और उपचार की विस्तृत व्याख्या है।

चरक संहिता के रहस्य

- रोग का मूल कारण: असंतुलित दोष (वात, पित्त, कफ)
- स्वस्थ रहने के लिए दिनचर्या और ऋतुचर्या
- आयुर्वेदिक जड़ी-बूटियों की ऊर्जा और प्रभाव
- मन और शरीर का गहरा संबंध

(2) सुश्रुत संहिता: शल्य चिकित्सा का रहस्य

"शल्यं हि नाम शरीरं यत् संहरति तदुच्यते।" (सुश्रुत संहिता)

सुश्रुत (ईसा पूर्व 600) को "आयुर्वेदिक सर्जरी का जनक" माना जाता है। वे प्लास्टिक सर्जरी, मोतियाबिंद ऑपरेशन और अंग प्रत्यारोपण जैसे कार्यों में निपुण थे।

सुश्रुत संहिता के प्रमुख योगदान

- 300 से अधिक सर्जिकल उपकरणों का वर्णन
- 125 से अधिक सर्जरी तकनीकें
- नाक पुनर्निर्माण (Rhinoplasty) का पहला विवरण
- गर्भवती महिलाओं की देखभाल के रहस्य

(3) अष्टांग हृदयम: सम्पूर्ण जीवनशैली का ज्ञान

वाग्भट (7वीं सदी) ने आयुर्वेद को सरल और वैज्ञानिक रूप से प्रस्तुत किया।

अष्टांग हृदयम के रहस्य

- सुपाच्य और संतुलित आहार का महत्व
- योग और ध्यान से मानसिक स्वास्थ्य

- शरीर की बायोलॉजिकल क्लॉक (दिनचर्या) का रहस्य

3. आयुर्वेद के अद्भुत रहस्य: आधुनिक विज्ञान भी हैरान!

(1) नाड़ी परीक्षण और हृदय रोग

"हस्तस्य तु कराग्रे च नाडीभिः स्पन्दते बलात्।" (चरक संहिता)
आयुर्वेद में नाड़ी परीक्षण (Pulse Diagnosis) से हृदय रोग, मधुमेह और मानसिक विकारों का पता लगाया जाता है।

आधुनिक मेडिकल साइंस ने भी Pulse Wave Analysis तकनीक विकसित की है, जो इसी सिद्धांत पर काम करती है।

(2) त्रिफला: आयुर्वेद की जादुई औषधि

"त्रिफला सर्वरोगाणां, सर्वत्र हितं स्मृतम्।" (भावप्रकाश निघंटु)
आंवला + हरड़ + बहेड़ा = त्रिफला, जो डिटॉक्सिफिकेशन, इम्यूनिटी बूस्ट और पाचन सुधार में सहायक है।

शोधों के अनुसार, त्रिफला एंटीऑक्सीडेंट, एंटी-इंफ्लेमेटरी और एंटी-कैंसर गुणों से भरपूर है।

(3) पंचकर्म: शरीर की सफाई का रहस्य

"शुद्ध देहं मनो बुद्धिं, शुद्धं कुर्वंति पंचकर्म।" (अष्टांग हृदयम्)

- वमन (Vomiting Therapy)
- विरेचन (Purgation Therapy)
- बस्ती (Enema Therapy)
- नस्य (Nasal Therapy)
- रक्तमोक्षण (Bloodletting Therapy)

ये तकनीकें शरीर को डिटॉक्स करती हैं और आधुनिक विज्ञान भी इसे स्वीकार कर रहा है।

4. आयुर्वेदिक रहस्यों का भविष्य

"आयुर्वेदोऽमृतानाम्।" (अर्थात, आयुर्वेद अमृत के समान है।)

(1) आयुर्वेद और Artificial Intelligence (AI)

भारत में AI आधारित नाड़ी परीक्षण डिवाइस विकसित किए जा रहे हैं। MIT और IIT के वैज्ञानिकों ने ऐसे डिवाइस बनाए हैं, जो नाड़ी स्पंदन को डिजिटल रूप से पढ़ सकते हैं।

(2) Personalised Ayurveda (व्यक्तिगत चिकित्सा)

DNA टेस्टिंग और आयुर्वेद के संयोजन से हर व्यक्ति के लिए अनुकूल चिकित्सा संभव होगी। अमेरिका, जापान और यूरोप में आयुर्वेद आधारित Holistic Health Centers की मांग बढ़ रही है।

आयुर्वेदिक चिकित्सा बनाम आधुनिक चिकित्सा: एक तुलनात्मक अध्ययन

"आयुर्वेदं प्राचीनतमं, विज्ञानं सर्वज्ञं महत्।" (चरक संहिता)

आधुनिक चिकित्सा और आयुर्वेद दोनों ही स्वास्थ्य की दिशा में योगदान देते हैं, लेकिन दोनों के दृष्टिकोण, सिद्धांत और उपचार की प्रक्रिया में अंतर है। आयुर्वेद को जीवन की शास्त्र के रूप में देखा जाता है, जबकि आधुनिक चिकित्सा को विज्ञान के रूप में। इस लेख में हम आयुर्वेद और आधुनिक चिकित्सा के बीच के अंतर को समझेंगे, साथ ही इस तुलनात्मक अध्ययन के माध्यम से दोनों की प्रमुख विशेषताओं और प्रभावों का विश्लेषण करेंगे।

1. आयुर्वेद की अवधारणा: जीवन के साथ संतुलन

- आयुर्वेद एक प्राचीन भारतीय चिकित्सा पद्धति है, जिसे वेदों में वर्णित किया गया है। आयुर्वेद का मुख्य उद्देश्य न केवल रोग का उपचार करना, बल्कि शरीर, मन और आत्मा के बीच संतुलन बनाए रखना है।

- शरीर के तीन दोष (वात, पित्त, कफ) का संतुलन बनाए रखना आयुर्वेद का मुख्य सिद्धांत है। आयुर्वेद के अनुसार, शरीर में इन तीन दोषों का असंतुलन ही सभी रोगों का कारण बनता है।

- वात: यह शरीर की गति और शारीरिक कार्यों के लिए जिम्मेदार है।
- पित्त: यह शरीर के पाचन और परिवर्तन कार्यों से संबंधित है।
- कफ: यह शरीर की स्थिरता और संरचना को बनाए रखता है।

आयुर्वेद में शारीरिक और मानसिक स्वास्थ्य को एक साथ देखा जाता है। "आयुर्वेद जीवन को न केवल बचाता है, बल्कि उसे समृद्ध भी बनाता है।"

प्रमुख श्लोक "स्वस्थस्य स्वास्थ्य रक्षणं, आतुरस्य विकार प्रशमनं च।" (चरक संहिता) अर्थ: आयुर्वेद का उद्देश्य स्वस्थ व्यक्ति की रक्षा करना और रोगी का उपचार करना है।

2. आधुनिक चिकित्सा: विज्ञान और तकनीकी आधारित उपचार

- आधुनिक चिकित्सा, जिसे हम अलोपैथी भी कहते हैं, एक वैज्ञानिक पद्धति है, जो रोग के कारणों और लक्षणों को समझने के लिए विश्लेषणात्मक और तकनीकी दृष्टिकोण अपनाती है। इसमें दवाओं, सर्जरी, और तकनीकी उपचारों का उपयोग किया जाता है।

- आधुनिक चिकित्सा का प्रमुख उद्देश्य रोग का निदान और लक्षणों की तत्काल राहत देना है। यह एक साक्षात परिणाम आधारित चिकित्सा पद्धति है, जिसमें मुख्य रूप से बायोलॉजी और केमिस्ट्री के सिद्धांतों का पालन किया जाता है।

- शरीर के अंगों और प्रणालियों के बीच संबंधों का गहरा अध्ययन किया जाता है, और उपचार के लिए वैज्ञानिक दृष्टिकोण अपनाया जाता है। "रोग के कारण को समझने और उसका उपचार करने के लिए पद्धतियां विकसित की जाती हैं।"

प्रमुख तथ्य

आधुनिक चिकित्सा के शोधों में नेशनल इंस्टीट्यूट ऑफ हेल्थ और वर्ल्ड हेल्थ ऑर्गनाइजेशन (WHO) जैसे संस्थानों का योगदान है।
आधुनिक उपचारों में वैक्सीन, एंटीबायोटिक्स और रेडियोलॉजी शामिल हैं।

3. आयुर्वेद और आधुनिक चिकित्सा में मुख्य अंतर

आयुर्वेद और आधुनिक चिकित्सा के बीच मुख्य अंतर उनके दृष्टिकोण, उपचार विधियों और उद्देश्य में निहित है।

आयुर्वेद में समग्र दृष्टिकोण अपनाया जाता है, जिसमें शरीर, मन और आत्मा का संतुलन बनाए रखने पर जोर दिया जाता है।
आधुनिक चिकित्सा विश्लेषणात्मक और वैज्ञानिक दृष्टिकोण अपनाती है, जो विशेष रूप से रोग के निदान और तात्कालिक राहत पर केंद्रित होती है।

4. आयुर्वेद की चिकित्सा पद्धतियों के लाभ

(1) प्राकृतिक उपचार: आयुर्वेद में जड़ी-बूटियाँ, हर्बल औषधियाँ, योग और प्राणायाम का उपयोग किया जाता है, जो शरीर को शुद्ध करने, रोग प्रतिरोधक क्षमता बढ़ाने और मानसिक शांति प्राप्त करने में सहायक हैं।

(2) पंचकर्म: यह आयुर्वेद के विशेष उपचार हैं, जिनमें शरीर के भीतर से विषाक्त पदार्थों को बाहर निकालने के लिए विशिष्ट प्रक्रियाएं की जाती हैं। यह शरीर के आंतरिक संतुलन को बहाल करता है।

(3) मन और शरीर का संतुलन: आयुर्वेद में उपचार में केवल शरीर नहीं, बल्कि मानसिक स्वास्थ्य का भी ध्यान रखा जाता है। इसका उद्देश्य हॉर्मोनल और मानसिक संतुलन स्थापित करना है।

5. आधुनिक चिकित्सा के लाभ

(1) त्वरित और सटीक उपचार: आधुनिक चिकित्सा तत्काल परिणाम देती है, विशेषकर सर्जरी, रेडियोलॉजी और वैक्सीन जैसी तकनीकों में। यह तात्कालिक उपचार और उन्नत तकनीकी उपकरणों का उपयोग करती है।
(2) उन्नत अनुसंधान और प्रमाण: आधुनिक चिकित्सा में क्लिनिकल रिसर्च, प्रायोगिक परीक्षण और वैज्ञानिक प्रमाण होते हैं, जो उपचार के प्रभावकारिता को स्थापित करते हैं।

(3) आपातकालीन स्थिति में प्रभावी: आयुर्वेद की तुलना में आधुनिक चिकित्सा में आपातकालीन स्थिति, जैसे हृदयाघात या दुर्घटनाओं में त्वरित उपचार संभव है।

6. समग्र दृष्टिकोण: दोनों का संतुलन

"सर्वे भवन्तु सुखिनः, सर्वे सन्तु निरामयाः।" (अर्थात: सभी सुखी रहें, सभी निरोगी रहें)

आयुर्वेद और आधुनिक चिकित्सा दोनों की अपनी विशेषताएँ हैं। आयुर्वेद एक समग्र दृष्टिकोण प्रदान करता है, जिसमें जीवनशैली, आहार, मानसिक स्थिति, और पर्यावरण का संतुलन महत्वपूर्ण होता है। जबकि आधुनिक चिकित्सा तात्कालिक उपचारों पर ध्यान देती है, जो तत्काल राहत प्रदान करते हैं।

समाधान: हम दोनों का संतुलित उपयोग कर सकते हैं। जहां आयुर्वेद हमें जीवनभर की निरोगता का रास्ता दिखाता है, वहीं आधुनिक चिकित्सा तत्काल उपचार के लिए आवश्यक है।

भाग 2
आयुर्वेद और संपूर्ण स्वास्थ्य
11 से 20

क्या आयुर्वेदिक उपचार से क्रॉनिक बीमारियाँ ठीक हो सकती हैं?

आधुनिक जीवनशैली ने हमें अनेक सुविधाएँ दी हैं, लेकिन इसके साथ ही हमने कई गंभीर और क्रॉनिक बीमारियों (Chronic Diseases) को भी आमंत्रित कर लिया है। डायबिटीज़, हृदय रोग, गठिया, अस्थमा, हाइपरटेंशन, और थायरॉइड जैसी बीमारियाँ अब हर घर में देखने को मिलती हैं।

आयुर्वेद, जो 5000 साल पुरानी चिकित्सा पद्धति है, न केवल इन बीमारियों के लक्षणों को प्रबंधित करने में सहायक है, बल्कि इनके मूल कारणों को भी जड़ से खत्म कर सकता है।

आयुर्वेद का दृष्टिकोण: लक्षण नहीं, कारण का उपचार

आधुनिक चिकित्सा प्रणाली (Allopathy) मुख्य रूप से लक्षणों को दबाने पर केंद्रित होती है, जबकि आयुर्वेद का लक्ष्य रोग के मूल कारण को खत्म करना होता है।

श्लोक:
"सर्वे भवन्तु सुखिनः, सर्वे सन्तु निरामया।"
(अर्थ: सब सुखी हों, सब रोगमुक्त हों।)

आयुर्वेद में पंचमहाभूत (पृथ्वी, जल, अग्नि, वायु, आकाश), त्रिदोष (वात, पित्त, कफ), सप्तधातु और मल संतुलन को शरीर के स्वास्थ्य का मूल माना गया है। जब यह संतुलन बिगड़ता है, तभी बीमारियाँ जन्म लेती हैं।

क्रॉनिक बीमारियों के लिए आयुर्वेदिक समाधान

1. डायबिटीज़ (मधुमेह)

कारण: अनियमित दिनचर्या, अत्यधिक मीठा और प्रोसेस्ड फूड, मानसिक तनाव।

उपचार:
कड़वे पदार्थ जैसे करेला, जामुन, गिलोय, मेथी का सेवन।
योग और प्राणायाम: कपालभाति, अनुलोम-विलोम।
पंचकर्म चिकित्सा जैसे बस्ती और विरेचन।
स्टैटिस्टिक्स: एक अध्ययन के अनुसार, गिलोय और जामुन के नियमित सेवन से टाइप-2 डायबिटीज़ में 30-40% तक सुधार देखा गया है।

2. हृदय रोग (Cardiovascular Diseases)

कारण: अधिक कोलेस्ट्रॉल, तनाव, हाई ब्लड प्रेशर, असंतुलित खान-पान।

उपचार

अर्जुन की छाल, लहसुन, गिलोय, अश्वगंधा का सेवन।
ध्यान (Meditation) और ब्रह्म मुहूर्त में योग।
आयुर्वेदिक पंचकर्म: रक्तमोक्षण और लेप चिकित्सा।
स्टैटिस्टिक्स: एक शोध में पाया गया कि आयुर्वेदिक औषधियों के नियमित सेवन से हाई ब्लड प्रेशर के मरीजों में 25% तक सुधार हुआ।
3. गठिया (Arthritis)
कारण: वात दोष का बढ़ना, अम्लीय भोजन, शारीरिक निष्क्रियता।

उपचार

अश्वगंधा, हल्दी, सोंठ, त्रिफला का सेवन।
पंचकर्म: अभ्यंग (तेल मालिश) और स्वेदन (स्टीम थेरेपी)।
गुनगुने पानी का अधिक सेवन।
स्टैटिस्टिक्स: एक अध्ययन के अनुसार, पंचकर्म के माध्यम से गठिया के 70% मरीजों को राहत मिली।

4. थायरॉइड (Hypothyroidism/Hyperthyroidism)

कारण: विषाक्त भोजन, हार्मोनल असंतुलन, तनाव।

उपचार:
समुद्र झाग, अश्वगंधा, गोखरू का सेवन।
योग (सिंहासन, सर्वांगासन, मत्स्यासन)।
आयुर्वेदिक डिटॉक्स थेरेपी।
स्टैटिस्टिक्स: 6 महीने तक अश्वगंधा का सेवन करने से 45% तक थायरॉइड के मरीजों को सुधार देखने को मिला।

मेटाफर: शरीर रूपी वृक्ष का पोषण

यदि कोई वृक्ष बीमार हो जाए तो हम केवल उसकी पीली पत्तियाँ नहीं हटाते, बल्कि उसकी जड़ों में पानी और खाद डालते हैं। ठीक इसी प्रकार, आयुर्वेद शरीर की जड़ों (त्रिदोष और सप्तधातु) को स्वस्थ करता है, जिससे क्रॉनिक बीमारियाँ स्वतः ही समाप्त हो जाती हैं।

शरीर की रोग प्रतिरोधक क्षमता बढ़ाने के आयुर्वेदिक उपाय

आज की भागदौड़ भरी जीवनशैली, अनियमित खान-पान और बढ़ते प्रदूषण के कारण हमारी रोग प्रतिरोधक क्षमता (Immunity) कमजोर होती जा रही है। जब शरीर की प्रतिरोधक शक्ति कम हो जाती है, तो संक्रमण, एलर्जी और बीमारियाँ आसानी से हमला कर सकती हैं।

आयुर्वेद में कहा गया है

"विकारो धातु वैषम्यं साम्यं स्वस्थिरुच्यते।"
(अर्थ: जब शरीर के धातु (ऊतक) असंतुलित होते हैं, तब रोग उत्पन्न होते हैं, और जब संतुलित रहते हैं, तो स्वास्थ्य बना रहता है।)

आयुर्वेद केवल रोगों का इलाज नहीं करता, बल्कि शरीर को इस तरह सशक्त करता है कि बीमारियाँ पास भी न आएं।

आयुर्वेद के अनुसार रोग प्रतिरोधक क्षमता का रहस्य

आयुर्वेद में इम्युनिटी को "व्याधिक्षमत्व" कहा गया है, जो शरीर की बीमारियों से लड़ने और उन्हें रोकने की क्षमता को दर्शाता है। यह दो प्रकार की होती है:

सहज व्याधिक्षमता: जो जन्मजात होती है।
कृतिम व्याधिक्षमता: जो आहार-विहार से प्राप्त की जाती है।
जब शरीर का ओजस (Ojas) प्रबल होता है, तब व्यक्ति रोगों से सुरक्षित रहता है।

"ओजो धातूनां श्रेष्ठतमं जीवनं जीवितानाम्।"
(अर्थ: ओजस ही सभी धातुओं में श्रेष्ठ है और जीवन का आधार है।)

रोग प्रतिरोधक क्षमता बढ़ाने के आयुर्वेदिक उपाय

1. इम्युनिटी बढ़ाने वाले आहार

- आयुर्वेद के अनुसार, "आहार ही औषधि है।" सही भोजन करने से शरीर की प्रतिरोधक क्षमता स्वाभाविक रूप से बढ़ती है।
- सात्त्विक और पोषण युक्त भोजन: हरी सब्जियाँ, ताजे फल, साबुत अनाज, मूंग दाल।
- गोल्डन मिल्क (हल्दी वाला दूध): हल्दी में कुरकुमिन नामक तत्व होता है, जो शरीर को रोगाणुओं से बचाता है।
- त्रिफला: आँवला, बिभीतक और हरड़ से बनी यह हर्बल औषधि शरीर की सफाई कर इम्युनिटी बढ़ाती है।

- गिलोय: इसे "अमृता" कहा जाता है, जो शरीर को रोगों से बचाने के लिए अमृत के समान है।
- तुलसी और अश्वगंधा: तुलसी प्राकृतिक एंटीबायोटिक है, और अश्वगंधा तनाव को कम करके शरीर को मजबूत बनाती है।
- स्टैटिस्टिक्स: एक अध्ययन के अनुसार, गिलोय और तुलसी के नियमित सेवन से इम्यून कोशिकाओं (WBCs) में 35% तक वृद्धि देखी गई।

2. आयुर्वेदिक दिनचर्या और इम्युनिटी

- प्रातः सूर्योदय से पहले उठें (ब्रह्म मुहूर्त में)।
- दिन की शुरुआत गर्म पानी और नींबू से करें, जिससे शरीर डिटॉक्स होता है।
- अभ्यंग (तेल मालिश): शरीर पर तिल का तेल या नारियल तेल लगाने से त्वचा स्वस्थ रहती है और रोगों से लड़ने की शक्ति बढ़ती है।
- सूर्यस्नान: धूप में बैठने से शरीर को विटामिन D मिलता है, जो इम्यून सिस्टम को मजबूत करता है।
- पर्याप्त नींद: 7-8 घंटे की गहरी नींद से शरीर की रोग प्रतिरोधक शक्ति बनी रहती है।

"योगश्चित्तवृत्ति निरोधः।"

(अर्थ: योग चित्त की वृत्तियों को शांत करता है और शरीर को संतुलित रखता है।)

3. इम्युनिटी बढ़ाने वाले योग और प्राणायाम

- योग और प्राणायाम से शरीर में ऑक्सीजन का संचार बढ़ता है, जिससे कोशिकाएँ अधिक सक्रिय होती हैं और इम्यून सिस्टम मजबूत होता है।
- कपालभाति: शरीर से विषाक्त पदार्थ निकालता है और फेफड़ों को स्वस्थ बनाता है।
- अनुलोम-विलोम: यह ऑक्सीजन संतुलन बनाकर इम्यून सिस्टम को सशक्त करता है।
- सूर्य नमस्कार: शरीर की जड़ता को दूर कर कोशिकाओं को ऊर्जावान बनाता है।
- स्टैटिस्टिक्स: अनुसंधान बताते हैं कि जो लोग नियमित रूप से प्राणायाम करते हैं, उनमें इम्यून कोशिकाओं की संख्या 30% अधिक होती है।

4. पंचकर्म: शरीर की गहराई से सफाई

- आयुर्वेद में रोग प्रतिरोधक क्षमता बढ़ाने के लिए पंचकर्म चिकित्सा को महत्वपूर्ण बताया गया है। यह शरीर से विषाक्त पदार्थ निकालकर इसे रोगमुक्त करता है।
- विरेचन: शरीर से टॉक्सिन्स निकालता है।
- नस्य: नाक के मार्ग से औषधियों का प्रयोग कर फेफड़ों को शुद्ध करता है।
- बस्ती: पेट की सफाई कर पाचनतंत्र को मजबूत करता है।
- स्टैटिस्टिक्स: पंचकर्म के बाद शरीर की रोग प्रतिरोधक क्षमता में 40% तक सुधार पाया गया है।

5. मानसिक शांति और सकारात्मकता

- तनाव और नकारात्मक विचार इम्यून सिस्टम को कमजोर करते हैं। इसलिए मानसिक शांति बनाए रखना भी आवश्यक है।
- ध्यान (Meditation): मन को शांत करके शरीर को संतुलित रखता है।
- संगीत चिकित्सा: शांत और सकारात्मक संगीत इम्यून सिस्टम को सक्रिय करता है।
- हंसना भी है जरूरी: हँसी से शरीर में एंडोर्फिन बढ़ते हैं, जो इम्यून सिस्टम को मजबूत बनाते हैं।
- "मनः प्रसादः सत्वसंशुद्धिरत्यन्तेन्द्रियसंयमः।"
- (अर्थ: मन की प्रसन्नता, सत्व की शुद्धि और इंद्रियों का संयम स्वास्थ्य के लिए आवश्यक है।)

मेटाफर: इम्यूनिटी रूपी किले की सुरक्षा

यदि हमारा शरीर एक किले की तरह है, तो इम्यूनिटी उसकी मजबूत दीवारें हैं। अगर यह दीवारें कमजोर हो जाती हैं, तो वायरस और बैक्टीरिया आसानी से हमला कर सकते हैं। लेकिन जब यह दीवारें मजबूत होती हैं, तो कोई भी शत्रु किले में प्रवेश नहीं कर सकता।

आयुर्वेद इसी किले को मजबूत बनाने का कार्य करता है, जिससे बीमारियाँ शरीर पर हावी न हो सकें।

मानसिक स्वास्थ्य और आयुर्वेद: तनाव, चिंता और डिप्रेशन का समाधान

आज की भागदौड़ भरी जिंदगी में मानसिक तनाव, चिंता और अवसाद (डिप्रेशन) आम समस्याएँ बन चुकी हैं। आधुनिक जीवनशैली, प्रतिस्पर्धा, रिश्तों में असंतुलन और अस्वस्थ खान-पान से मन अशांत हो जाता है, जिससे मानसिक विकार जन्म लेते हैं।

आयुर्वेद में मन को शरीर के समान ही महत्वपूर्ण माना गया है। इसका वर्णन चरक संहिता में इस प्रकार किया गया है:
"सुखार्थाः सर्वभूतानां मतः सर्वप्रयोजनम्।"
(अर्थ: प्रत्येक प्राणी का मुख्य लक्ष्य सुख की प्राप्ति है।)
लेकिन जब मन अशांत होता है, तो यह सुख दूर हो जाता है। मानसिक स्वास्थ्य को पुनः प्राप्त करने के लिए आयुर्वेद में अनेक उपाय बताए गए हैं।

मानसिक स्वास्थ्य और आयुर्वेद का दृष्टिकोण

आयुर्वेद में मन को तीन गुणों से प्रभावित माना गया है:
- सात्त्विक मन: शांति, संतुलन और सकारात्मकता से भरा होता है।
- राजसिक मन: अत्यधिक इच्छाएँ, अस्थिरता और चंचलता होती है।
- तामसिक मन: उदासी, निराशा और अवसाद से भरा होता है।
- जब मन में सात्त्विकता का अभाव होता है, तो चिंता, तनाव और अवसाद जन्म लेते हैं। आयुर्वेद इन मानसिक विकारों को "मानसिक दोष" कहता है, जो शरीर के तीनों दोषों (वात, पित्त और कफ) के असंतुलन से उत्पन्न होते हैं।

तनाव, चिंता और डिप्रेशन के कारण

- असंतुलित दिनचर्या – देर से सोना, सही आहार न लेना, अनियमित जीवनशैली।
- अत्यधिक विचार करना – भविष्य को लेकर अत्यधिक चिंता करना।

- संवेदनशीलता – भावनात्मक असंतुलन।
- असंतुलित वात दोष – जब वात बढ़ जाता है, तो चिंता और भय उत्पन्न होते हैं।
- असंतुलित पित्त दोष – जब पित्त बढ़ जाता है, तो क्रोध और तनाव बढ़ता है।
- असंतुलित कफ दोष – जब कफ बढ़ जाता है, तो सुस्ती और अवसाद बढ़ता है।
- स्टैटिस्टिक्स: विश्व स्वास्थ्य संगठन (WHO) के अनुसार, हर साल लगभग 28 करोड़ लोग डिप्रेशन से ग्रस्त होते हैं, और यह समस्या भारत में तेजी से बढ़ रही है।

आयुर्वेदिक उपाय: मानसिक शांति और संतुलन की ओर

1. मानसिक स्वास्थ्य के लिए सात्विक आहार

आयुर्वेद में कहा गया है –

"हितभुक् मितभुक् ऋतभुक्।"
(अर्थ: भोजन ऐसा हो जो शरीर के लिए हितकर, संतुलित और प्राकृतिक हो।)
अश्वगंधा और ब्राह्मी: ये मस्तिष्क को शांत रखते हैं और तनाव कम करते हैं।
गाय का दूध और घी: यह तंत्रिका तंत्र को पोषण देता है और मानसिक संतुलन बनाए रखता है।

मेवे (बादाम, अखरोट, पिस्ता): मस्तिष्क की कार्यक्षमता बढ़ाते हैं।
शहद: यह मूड को अच्छा करता है और अवसाद को कम करता है।
स्टैटिस्टिक्स: एक अध्ययन में पाया गया कि अश्वगंधा का सेवन करने वाले व्यक्तियों में तनाव का स्तर 30% तक कम हो गया।

2. दिनचर्या (दैनिक रूटीन) का महत्व

- ब्रह्म मुहूर्त में जागना (सुबह 4-6 बजे): इस समय मन और वातावरण शांत रहता है।
- धूप में बैठना: यह शरीर में सेरोटोनिन (हैप्पी हार्मोन) बढ़ाने में मदद करता है।
- अभ्यंग (तेल मालिश): तिल का तेल या ब्राह्मी तेल सिर पर लगाने से चिंता और तनाव कम होते हैं।

"नित्यं हिताहारविहारसेवी समीक्ष्यकारी विषयेष्वसक्तः।"
(अर्थ: जो व्यक्ति नियमित रूप से उचित आहार और आचरण का पालन करता है, वह मानसिक रूप से स्वस्थ रहता है।)

3. आयुर्वेदिक योग और प्राणायाम

- शवासन और ध्यान: यह मन को शांति देता है और नकारात्मकता को दूर करता है।
- अनुलोम-विलोम प्राणायाम: इससे मस्तिष्क में ऑक्सीजन की मात्रा बढ़ती है, जिससे तनाव और चिंता कम होती है।
- भ्रामरी प्राणायाम: इसका कंपन मन को शांत करता है और तनाव को कम करता है।
- स्टैटिस्टिक्स: शोधों में पाया गया कि जो लोग प्रतिदिन 20 मिनट ध्यान करते हैं, उनमें अवसाद के लक्षण 40% तक कम हो जाते हैं।

4. पंचकर्म: मानसिक विकारों के लिए शुद्धि चिकित्सा

- नस्य कर्म: नाक में औषधीय तेल डालने से मानसिक स्पष्टता आती है और तनाव कम होता है।
- शिरोधारा: इसमें ब्राह्मी तेल को सिर पर गिराया जाता है, जिससे मन शांत होता है।

- बस्ती: इससे शरीर से विषाक्त पदार्थ निकलते हैं, जिससे मानसिक तनाव कम होता है।
- स्टैटिस्टिक्स: एक अध्ययन के अनुसार, शिरोधारा से 75% रोगियों में तनाव और चिंता में राहत देखी गई।

5. सकारात्मकता और आध्यात्मिकता

संगीत चिकित्सा (Music Therapy): शास्त्रीय संगीत मन को शांत करता है।

मंत्र जाप:
"सर्वे भवन्तु सुखिनः सर्वे सन्तु निरामयाः।"
(अर्थ: सभी सुखी रहें, सभी निरोगी रहें।)

हास्य (Laughter Therapy): हंसने से डोपामाइन और एंडोर्फिन हार्मोन बढ़ते हैं, जो तनाव को कम करते हैं।
स्टैटिस्टिक्स: शोध में पाया गया कि जो लोग प्रतिदिन 10 मिनट हँसते हैं, उनमें अवसाद के लक्षण 50% तक कम हो जाते हैं।

मेटाफर: मन रूपी झील को शांत करना

हमारा मन एक झील की तरह है। जब इस झील में विचारों के पत्थर फेंके जाते हैं, तो उसकी सतह पर लहरें उठती हैं और अशांति बढ़ती है। लेकिन जब मन को ध्यान, प्राणायाम और सात्त्विक जीवनशैली से शांत किया जाता है, तो यह झील स्थिर हो जाती है और उसमें चंद्रमा की सुंदर छवि प्रतिबिंबित होती है।

डायबिटीज का आयुर्वेदिक इलाज: प्राकृतिक जड़ी-बूटियों का जादू

डायबिटीज (मधुमेह) आज एक वैश्विक महामारी बन चुकी है। भारत को तो "डायबिटीज कैपिटल ऑफ द वर्ल्ड" तक कहा जाता है। आधुनिक जीवनशैली, असंतुलित आहार और शारीरिक निष्क्रियता इस बीमारी को बढ़ाने में प्रमुख भूमिका निभाते हैं।

आयुर्वेद में इसे "प्रमेह" कहा गया है, जिसमें विशेष रूप से मधुमेह (Diabetes Mellitus) को "मधुमेह" कहा गया है। आयुर्वेदिक ग्रंथों में कहा गया है:

"प्रमेहो दशधा प्रोक्तो, दोषैरुक्तानुसारतः।"
(अर्थ: प्रमेह के 10 प्रकार होते हैं, जो शरीर के दोषों के असंतुलन से उत्पन्न होते हैं।)

आयुर्वेद में डायबिटीज का उपचार केवल लक्षणों को दबाने तक सीमित नहीं है, बल्कि यह शरीर के भीतर से संतुलन स्थापित कर रोग को जड़ से ठीक करने का प्रयास करता है।

डायबिटीज क्या है और इसके कारण?

डायबिटीज तब होता है जब शरीर पर्याप्त मात्रा में इंसुलिन नहीं बना पाता या उसका सही उपयोग नहीं कर पाता। इसका मुख्य कारण अग्नाशय (Pancreas) की कमजोरी और मेटाबोलिज्म का असंतुलन होता है।

मुख्य कारण:

- असंतुलित आहार – अधिक मीठा, तला-भुना और प्रोसेस्ड फूड।
- शारीरिक निष्क्रियता – व्यायाम न करना और लंबे समय तक बैठे रहना।
- मानसिक तनाव – अत्यधिक चिंता और तनाव से कोर्टिसोल हार्मोन बढ़ता है, जिससे डायबिटीज का खतरा बढ़ जाता है।
- वात-पित्त-कफ दोष का असंतुलन – विशेष रूप से कफ दोष की वृद्धि।

- वंशानुगत कारण – यदि परिवार में किसी को डायबिटीज है, तो यह संभावना बढ़ जाती है।

स्टैटिस्टिक्स: WHO के अनुसार, भारत में लगभग 7.7 करोड़ लोग डायबिटीज से पीड़ित हैं और हर साल यह संख्या तेजी से बढ़ रही है।

आयुर्वेदिक दृष्टिकोण से डायबिटीज का उपचार

आयुर्वेद में डायबिटीज का उपचार तीन चरणों में किया जाता है:

शरीर से विषाक्त पदार्थों को निकालना (Detoxification) – पंचकर्म
इंसुलिन उत्पादन को बढ़ाना – जड़ी-बूटियों का उपयोग
जीवनशैली और आहार में सुधार

1. आयुर्वेदिक जड़ी-बूटियाँ: प्राकृतिक उपचार का जादू

आयुर्वेद में कई अद्भुत जड़ी-बूटियाँ हैं जो ब्लड शुगर को नियंत्रित करने और शरीर को स्वस्थ बनाए रखने में सहायक होती हैं।

(1) गिलोय (Tinospora cordifolia):
"अमृतं गिलोय प्रोक्तं सर्वरोग विनाशनम्।"
(अर्थ: गिलोय अमृत के समान है और सभी रोगों को दूर करता है।)
गिलोय रक्त में शर्करा के स्तर को संतुलित करने में मदद करता है।

(2) जामुन के बीज:
इनमें जंबोलिन नामक तत्व होता है, जो इंसुलिन संवेदनशीलता को बढ़ाता है और ब्लड शुगर को नियंत्रित करता है।

(3) मेथी दाना:
इसमें गैलेक्टोमेनन फाइबर होता है, जो कार्बोहाइड्रेट के अवशोषण को धीमा करता है और ब्लड शुगर को नियंत्रित करता है।

(4) करेला (Momordica charantia):

करेले में चरन्टिन और पॉलीपेप्टाइड-P नामक तत्व होते हैं, जो इंसुलिन जैसा कार्य करते हैं और ब्लड शुगर को नियंत्रित करते हैं।

(5) नीम (Azadirachta indica):

नीम पत्तियों का सेवन करने से ब्लड शुगर को कम करने में मदद मिलती है।

(6) **स्टैटिस्टिक्स:** शोधों में पाया गया कि जामुन के बीज का पाउडर लेने से 30% तक ब्लड शुगर कम हो सकता है।

2. डायबिटीज के लिए आयुर्वेदिक पंचकर्म चिकित्सा

विरेचन (Detoxification Therapy): शरीर से अतिरिक्त कफ दोष को निकालता है और अग्न्याशय को पुनर्जीवित करता है।

- बस्ती (एनिमा चिकित्सा): इंसुलिन उत्पादन को बढ़ाने में मदद करता है।
- नस्य (नाक में औषधीय तेल डालना): यह तंत्रिका तंत्र को शांत करता है और हार्मोन संतुलन को बढ़ाता है।
- स्टैटिस्टिक्स: पंचकर्म करने वाले 70% मरीजों में ब्लड शुगर लेवल में सुधार देखा गया।

3. संतुलित आहार: डायबिटीज के लिए आयुर्वेदिक खानपान

आयुर्वेद के अनुसार, "आपका आहार ही आपकी औषधि है।" सही आहार ब्लड शुगर को नियंत्रित करने में सबसे महत्वपूर्ण भूमिका निभाता है।

✔ क्या खाएँ?

- गेंहू, जौ और रागी का सेवन करें।
- हरी सब्जियाँ – करेला, पालक, मेथी।
- बादाम, अखरोट और अलसी के बीज।
- त्रिफला चूर्ण रात में लें।
- गुनगुना पानी पिएँ।

⚕ क्या न खाएं?

- सफेद चीनी और मैदा।
- चावल और आलू।
- तले-भुने और प्रोसेस्ड फूड।

4. योग और प्राणायाम: प्राकृतिक उपचार

योग और प्राणायाम न केवल तनाव को कम करते हैं बल्कि अग्राशय की कार्यक्षमता भी बढ़ाते हैं।

- वज्रासन: भोजन के बाद 10 मिनट वज्रासन करें।
- कपालभाति प्राणायाम: अग्राशय को उत्तेजित करता है और इंसुलिन के स्तर को सुधारता है।
- मंडूकासन: यह अग्राशय पर दबाव डालकर इंसुलिन उत्पादन को बढ़ाता है।
- अनुलोम-विलोम: यह पूरे शरीर में ऑक्सीजन का प्रवाह बढ़ाता है।

स्टैटिस्टिक्स: 6 महीने तक नियमित योग करने वाले 80% लोगों में ब्लड शुगर नियंत्रण में रहा।

मेटाफर: इंसुलिन रूपी सुराही

हमारा अग्राशय एक सुराही की तरह है, जिसमें इंसुलिन रूपी जल भरा होता है। जब हम गलत खानपान और तनाव से इसे खाली कर देते हैं, तो शरीर शुष्क भूमि की तरह हो जाता है, जिसमें कोई हरियाली नहीं रहती। लेकिन जब हम आयुर्वेदिक जड़ी-बूटियाँ, सही आहार और योग के माध्यम से इसे पुनः भरते हैं, तो शरीर स्वस्थ हो जाता है और डायबिटीज नियंत्रण में आ जाती है।

मोटापा घटाने के लिए आयुर्वेदिक रहस्य

आज की आधुनिक जीवनशैली में मोटापा (Obesity) एक गंभीर स्वास्थ्य समस्या बन चुका है। शरीर का बढ़ता हुआ भार न केवल आत्मविश्वास को कम करता है, बल्कि डायबिटीज, उच्च रक्तचाप, जोड़ों की समस्या और हृदय रोग जैसी बीमारियों को भी जन्म देता है।

आयुर्वेद में इसे "स्थूलता" कहा गया है और इसके मूल कारण अग्नि (पाचन शक्ति) का मंद होना, मंद जठराग्नि, और कफ-वृद्धि माने गए हैं।

"अतिलोलुपता तु स्थौल्यम्, क्लैब्यं निद्रालसीत्वकम्।"
(अर्थ: अत्यधिक भोजन की लालसा, आलस्य और अधिक नींद मोटापे को जन्म देती है।)

आयुर्वेद केवल मोटापा घटाने पर ही नहीं, बल्कि शरीर में संतुलन स्थापित करने और संपूर्ण स्वास्थ्य को पुनः प्राप्त करने पर जोर देता है।

मोटापा बढ़ने के कारण

1. मंदाग्नि (कमजोर पाचन शक्ति)

जब जठराग्नि कमजोर होती है, तो भोजन पूरी तरह से पचता नहीं और अमा (टॉक्सिन्स) के रूप में शरीर में जमा हो जाता है, जिससे मोटापा बढ़ता है।

2. असंतुलित आहार

फास्ट फूड, तला-भुना भोजन और मीठे पदार्थ खाने से शरीर में अतिरिक्त चर्बी जमा हो जाती है।

3. निष्क्रिय जीवनशैली

व्यायाम की कमी से शरीर का मेटाबॉलिज्म धीमा हो जाता है, जिससे वसा का संचय होने लगता है।

4. तनाव और अनिद्रा

"चिन्ता व्याधेः कारणम्।" (चिंता ही सभी रोगों की जड़ है।)
जब हम तनाव में होते हैं, तो शरीर कोर्टिसोल हार्मोन अधिक मात्रा में उत्पन्न करता है, जिससे भूख बढ़ती है और मोटापा बढ़ता है।

5. हार्मोनल असंतुलन

थायरॉइड, इंसुलिन प्रतिरोध और पीसीओडी जैसी स्थितियाँ भी वजन बढ़ने के प्रमुख कारण हो सकते हैं।
स्टैटिस्टिक्स: भारत में 40% से अधिक लोग मोटापे की समस्या से जूझ रहे हैं, जिनमें से 15% गंभीर मोटापे के शिकार हैं।

आयुर्वेदिक उपचार: मोटापा कम करने के रहस्य

आयुर्वेद के अनुसार, मोटापा घटाने के लिए "संपूर्ण संतुलन" आवश्यक है, जिसमें आहार, जीवनशैली और औषधियों का सही उपयोग शामिल है।

1. आयुर्वेदिक जड़ी-बूटियाँ: प्राकृतिक चर्बी घटाने का जादू

त्रिफला (हरड़, बहेड़ा, आंवला)

"त्रिफला नित्यम् सेवेत, स्थूलता विनाशनम्।"
(अर्थ: त्रिफला का नियमित सेवन करने से मोटापा नष्ट होता है।)
यह शरीर से विषाक्त पदार्थों (Toxins) को निकालता है और मेटाबॉलिज्म को तेज करता है।
रात में एक चम्मच त्रिफला पाउडर गुनगुने पानी के साथ लेने से वजन तेजी से घटता है।

गुग्गुलु (Commiphora Mukul)

यह शरीर की चयापचय दर (Metabolic Rate) को बढ़ाता है और अतिरिक्त चर्बी को कम करता है।
यह थायरॉइड हार्मोन को संतुलित करता है, जिससे वजन नियंत्रित रहता है।

मेथी (Fenugreek)

इसमें गैलैक्टोमेनन फाइबर होता है, जो भूख को नियंत्रित करता है और फैट को कम करता है।
रोज सुबह खाली पेट 1 चम्मच मेथी के बीज गुनगुने पानी के साथ लें।

दालचीनी और शहद

दालचीनी शरीर के ग्लूकोज मेटाबॉलिज्म को तेज करती है और शरीर में इंसुलिन संवेदनशीलता को बढ़ाती है।
गुनगुने पानी में ½ चम्मच दालचीनी पाउडर और 1 चम्मच शहद मिलाकर रोज सुबह पिएँ।

स्टैटिस्टिक्स: एक अध्ययन में पाया गया कि दालचीनी और गुग्गुलु का सेवन करने वाले 70% लोगों का वजन 3 महीने में 5 किलो तक घट गया।

2. पंचकर्म: शरीर का प्राकृतिक डिटॉक्स

आयुर्वेद के अनुसार, मोटापा बढ़ने पर शरीर में कफ दोष बढ़ जाता है, जिसे संतुलित करने के लिए पंचकर्म चिकित्सा की जाती है।

विरेचन (Detox Therapy):

शरीर से अतिरिक्त वसा और टॉक्सिन्स को बाहर निकालने के लिए त्रिफला चूर्ण या अरंडी तेल लिया जाता है।

उद्वर्तन (हर्बल मसाज):

शरीर पर त्रिकटु चूर्ण (सोंठ, काली मिर्च, पिपली) और चंदन का लेप करके मसाज की जाती है, जिससे फैट बर्निंग प्रक्रिया तेज होती है।

स्टैटिस्टिक्स: पंचकर्म करने वाले 80% लोगों में 1 महीने में 4-5 किलो वजन कम होने के प्रमाण मिले हैं।

3. आयुर्वेदिक आहार: सही भोजन, सही शरीर

आयुर्वेद के अनुसार, "आप जैसा भोजन करेंगे, वैसा ही आपका शरीर बनेगा।"

✔ क्या खाएँ?

- गर्म पानी पिएँ – यह शरीर से टॉक्सिन्स निकालता है।
- रागी, जौ और बाजरा – ये अनाज वजन घटाने में मदद करते हैं।
- हरी सब्जियाँ – लौकी, तोरई, पालक और करेला।
- अलसी के बीज – इसमें ओमेगा-3 फैटी एसिड होता है, जो फैट बर्निंग में मदद करता है।
- नींबू-पानी – सुबह खाली पेट नींबू-पानी पीने से मेटाबॉलिज्म बढ़ता है।

▣ क्या न खाएँ?

- मैदा, चीनी और फास्ट फूड।
- कोल्ड ड्रिंक्स और पैकेज्ड फूड।
- आलू, चावल और अधिक डेयरी उत्पाद।

4. योग और प्राणायाम: प्राकृतिक फैट बर्नर

योग शरीर में मेटाबॉलिज्म को बढ़ाकर वजन कम करने में मदद करता है।

सर्वोत्तम योगासन:

- सूर्य नमस्कार – 12 बार करने से 300 कैलोरी बर्न होती है।
- कपालभाति प्राणायाम – पेट की चर्बी घटाने के लिए श्रेष्ठ।
- मंडूकासन – पेट पर दबाव डालकर फैट बर्न करता है।
- भुजंगासन – पाचन शक्ति को बढ़ाता है और मेटाबॉलिज्म तेज करता है।

स्टैटिस्टिक्स: जो लोग रोज 30 मिनट योग करते हैं, उनका वजन 3 महीने में औसतन 5-7 किलो तक कम हो जाता है।

मेटाफर: शरीर रूपी दीपक और जठराग्नि

हमारा शरीर एक दीपक के समान है और हमारी जठराग्नि (पाचन अग्नि) उस दीपक की लौ। जब यह अग्नि मंद हो जाती है, तो शरीर में वसा (घी) बढ़ने लगती है और मोटापा आ जाता है। यदि हम इस अग्नि को सही आयुर्वेदिक जड़ी-बूटियों, आहार और योग के माध्यम से प्रज्वलित रखें, तो मोटापा अपने आप कम हो जाएगा।

आयुर्वेद में हृदय रोगों का इलाज: बिना दवाओं के स्वस्थ दिल

मनुष्य का हृदय मात्र एक अंग नहीं, बल्कि संपूर्ण शरीर का ऊर्जा स्रोत है। आधुनिक जीवनशैली, तनाव, अनियमित आहार, और व्यायाम की कमी ने हृदय रोगों की संख्या बढ़ा दी है। आयुर्वेद हमें यह सिखाता है कि बिना दवाओं के भी हम अपने हृदय को स्वस्थ रख सकते हैं।

आयुर्वेद में हृदय का महत्त्व

आयुर्वेद में हृदय को शरीर का प्रमुख स्थल माना गया है। चरक संहिता में कहा गया है:

"हृदयं सर्वभूतानां जीवनं यत्र तिष्ठति।" (चरक संहिता, सूत्र स्थान 30.6) अर्थात् हृदय ही वह स्थान है जहाँ प्राण स्थित रहता है।

हृदय रोगों के कारण और आयुर्वेदिक दृष्टिकोण

आयुर्वेद के अनुसार, हृदय रोग मुख्य रूप से वात, पित्त और कफ दोषों के असंतुलन के कारण उत्पन्न होते हैं।

वातज हृदय रोग – अत्यधिक तनाव, चिंता और अनियमित दिनचर्या के कारण।
पित्तज हृदय रोग – तीव्र क्रोध, अधिक मसालेदार भोजन एवं अत्यधिक गर्म पदार्थों के सेवन से।
कफज हृदय रोग – आलस्य, भारी भोजन, और अधिक वसायुक्त पदार्थों के सेवन से।

बिना दवाओं के हृदय रोगों का समाधान

1. संतुलित आहार

आयुर्वेद कहता है:
"हितभुक् मितभुक् ऋतभुक्।" अर्थात्, जो व्यक्ति सही समय पर, सही मात्रा में और शरीर के अनुकूल भोजन करता है, वह स्वस्थ रहता है।

फाइबर युक्त आहार लें – साबुत अनाज, दालें, हरी सब्जियाँ।
अत्यधिक तैलीय और मसालेदार भोजन से बचें।
गर्म पानी का सेवन करें – यह शरीर में जमे हुए टॉक्सिन्स को बाहर निकालता है।
गुड़ और शहद का सेवन हृदय के लिए फायदेमंद है।

2. योग और प्राणायाम

योग में कई आसन और प्राणायाम हैं जो हृदय स्वास्थ्य के लिए अद्भुत कार्य करते हैं:

- अनुलोम-विलोम – रक्त संचार में सुधार करता है।
- भ्रामरी प्राणायाम – तनाव को कम कर हृदय को शांत करता है।
- सूर्य नमस्कार – पूरे शरीर के लिए उत्तम व्यायाम है।

3. तनाव प्रबंधन

"चिन्ता विषादम उत्पादयति।" अर्थात्, अत्यधिक चिंता विष के समान है।

तनाव कम करने के लिए:

- ध्यान (मेडिटेशन) करें।
- अच्छी किताबें पढ़ें।
- परिवार और मित्रों के साथ समय बिताएँ।

4. हृदय के लिए आयुर्वेदिक औषधियाँ

कुछ प्रमुख आयुर्वेदिक जड़ी-बूटियाँ और उनके लाभ:
- अर्जुन की छाल – हृदय की धमनियों को मजबूत करती है।

- गिलोय – इम्यून सिस्टम को मजबूत करती है और रक्त को शुद्ध करती है।
- त्रिफला – पाचन सुधारकर कोलेस्ट्रॉल को नियंत्रित करता है।
- शतावरी – रक्तचाप को नियंत्रित करने में सहायक।

शोध और आँकड़े

विश्व स्वास्थ्य संगठन (WHO) के अनुसार, दुनिया में होने वाली कुल मौतों में से 31% हृदय रोगों के कारण होती हैं।

एक अध्ययन में पाया गया कि जो लोग नियमित योग और ध्यान करते हैं, उनमें हृदय रोगों का जोखिम 40% तक कम हो जाता है।

आयुर्वेद और त्वचा रोग: प्राकृतिक चमक का रहस्य

त्वचा केवल बाहरी सौंदर्य का प्रतीक नहीं, बल्कि आंतरिक स्वास्थ्य का आईना भी होती है। प्राचीन आयुर्वेद के अनुसार, "रोगस्य कारणं दोषाः"—हर रोग का मूल तीन दोष (वात, पित्त, कफ) का असंतुलन होता है। आधुनिक युग में जब प्रदूषण, तनाव और अस्वास्थ्यकर जीवनशैली के कारण त्वचा संबंधी समस्याएँ बढ़ रही हैं, तब आयुर्वेद एक प्राकृतिक और दीर्घकालिक समाधान प्रस्तुत करता है।

आयुर्वेदिक परिप्रेक्ष्य से त्वचा

आयुर्वेद में त्वचा को "स्वस्थता का दर्पण" माना गया है। चरक संहिता में वर्णित है:

"सर्वेन्द्रियाणां नयनं प्रमुखं तु, त्वचाऽपि तद्वन्मता।"
(चरक संहिता, सूत्र स्थान)

अर्थात्, त्वचा भी अन्य इंद्रियों की तरह महत्वपूर्ण होती है और इसका स्वास्थ्य शरीर के आंतरिक संतुलन पर निर्भर करता है। आयुर्वेद में त्वचा के तीन मुख्य प्रकार बताए गए हैं:

- वातज त्वचा: शुष्क, पतली और रुखी त्वचा। जल्दी झुर्रियाँ आना और फटी त्वचा इसकी पहचान है।
- पित्तज त्वचा: संवेदनशील, गर्म और तैलीय प्रवृत्ति की त्वचा। मुहाँसे, लालिमा और चक्ते सामान्य समस्याएँ हैं।
- कफज त्वचा: मोटी, चिकनी और नमी युक्त त्वचा। रोमछिद्र बड़े होते हैं और तैलीयपन अधिक रहता है।

"यत् पिंडे तत् ब्रह्मांडे" (जो शरीर में है, वही ब्रह्मांड में भी है)—इस सिद्धांत के आधार पर आयुर्वेद मानता है कि बाहरी उपचार तभी सफल होंगे जब आंतरिक संतुलन ठीक हो।

आयुर्वेद में त्वचा रोगों के कारण

त्वचा रोगों का मुख्य कारण त्रिदोष असंतुलन है। इसके अतिरिक्त, अनियमित आहार, अपच, अत्यधिक गर्म या ठंडे पदार्थों का सेवन, तनाव, और विषाक्त पदार्थ (टॉक्सिन्स) भी त्वचा की समस्याओं का कारण बनते हैं। आयुर्वेद में कहा गया है:

"असात्म्येंद्रियार्थसंयोगः प्रज्ञापराधस्तथाऽऽग्निवैषम्यम्।"
(चरक संहिता)

अर्थात, अस्वास्थ्यकर आहार-विहार, मानसिक असंतुलन और पाचन शक्ति की कमजोरी त्वचा रोगों का कारण बनती है।

आयुर्वेदिक उपचार और समाधान

1. आहार और त्वचा स्वास्थ्य

आयुर्वेद में कहा गया है:

"अन्नं हि शरीरस्य मूलं।"
(चरक संहिता)

अर्थात, भोजन ही शरीर की जड़ है। स्वस्थ त्वचा के लिए संतुलित और सात्विक आहार आवश्यक है।

- वातज त्वचा: घी, तिल का तेल, एवोकाडो, बादाम, और गर्म पेय पदार्थ लाभदायक हैं।
- पित्तज त्वचा: ठंडे और शीतल आहार जैसे खीरा, तरबूज, नारियल पानी, एलोवेरा जूस उपयुक्त हैं।
- कफज त्वचा: हल्दी, अदरक, लहसुन, त्रिकटु चूर्ण (सौंठ, काली मिर्च, पिपली) का सेवन लाभकारी है।

2. आयुर्वेदिक हर्ब्स और उपचार

- नीम: रक्तशोधक और एंटी-बैक्टीरियल गुणों के कारण मुहाँसों और त्वचा संक्रमण में लाभदायक।
- हल्दी: प्राकृतिक एंटीसेप्टिक और एंटी-इंफ्लेमेटरी गुणों से भरपूर।
- मंजिष्ठा: त्वचा की चमक बढ़ाने और डिटॉक्सिफिकेशन में सहायक।
- आंवला: विटामिन C का प्राकृतिक स्रोत, जो त्वचा की झुर्रियों को कम करता है।

3. पंचकर्म थेरेपी

- आयुर्वेदिक पंचकर्म चिकित्सा त्वचा रोगों में विशेष लाभकारी होती है।
- वमन (Vomiting Therapy): तैलीय त्वचा और एक्ने के लिए।
- विरेचन (Purgation Therapy): शरीर के विषाक्त पदार्थों को निकालने के लिए।
- रक्तमोक्षण (Bloodletting Therapy): पित्तज त्वचा रोग जैसे एक्जिमा और सोरायसिस में फायदेमंद।

आधुनिक शोध और आँकड़े

- एक अध्ययन के अनुसार, 80% त्वचा रोग अस्वास्थ्यकर आहार और पाचन तंत्र की गड़बड़ी के कारण होते हैं।
- नीम और हल्दी के एंटी-बैक्टीरियल गुणों पर हुए शोध बताते हैं कि हल्दी 85% तक बैक्टीरिया को नष्ट करने में सक्षम है।
- एक रिसर्च में पाया गया कि त्रिफला चूर्ण का नियमित सेवन करने से 70% लोगों में त्वचा की चमक में सुधार देखा गया।

आयुर्वेद से लीवर डिटॉक्स: विषमुक्त शरीर का रहस्य

आधुनिक जीवनशैली, जंक फूड, शराब, दवाओं का अत्यधिक सेवन और प्रदूषण हमारे लीवर पर भारी दबाव डालते हैं। लीवर हमारे शरीर की प्राकृतिक फिल्टर मशीन है, जो विषाक्त पदार्थों को निकालकर हमें स्वस्थ बनाए रखता है। यदि यह सही से काम न करे, तो शरीर में कई विकार उत्पन्न हो सकते हैं। आयुर्वेद, जो संतुलन और प्रकृति के नियमों पर आधारित है, लीवर डिटॉक्स का एक प्रभावशाली और प्राकृतिक समाधान प्रदान करता है।

लीवर का महत्व और आयुर्वेदिक दृष्टिकोण

लीवर को आयुर्वेद में "यकृत" कहा जाता है और इसे पित्त दोष से संबद्ध किया जाता है। यह शरीर में पाचन अग्नि को नियंत्रित करता है और रक्त को शुद्ध करने में महत्वपूर्ण भूमिका निभाता है। चरक संहिता में कहा गया है:

"यथा ह्यग्निः समिद्धोऽन्नं दहत्याशु यथाक्रमम्।
तथा पित्तं तु संयोगात् पक्तिं कुर्याद्यथागतम्॥"

अर्थात, जैसे अग्नि भोजन को पचाती है, वैसे ही पित्त शरीर में आवश्यक परिवर्तन लाकर पोषण प्रदान करता है। यदि पित्त दोष बढ़ जाता है, तो लीवर से जुड़े रोग उत्पन्न हो सकते हैं, जैसे फैटी लीवर, पीलिया, हेपेटाइटिस, आदि।

लीवर डिटॉक्स का महत्व

लीवर विषाक्त पदार्थों को शरीर से बाहर निकालने का कार्य करता है। यदि इसमें विषाक्तता बढ़ जाए, तो शरीर में थकान, अपच, मोटापा, त्वचा रोग और अन्य समस्याएँ उत्पन्न हो सकती हैं। आयुर्वेदिक दृष्टिकोण से, जब लीवर संतुलित होता है, तो संपूर्ण शरीर ऊर्जावान और स्वस्थ रहता है।

आयुर्वेदिक जड़ी-बूटियाँ जो लीवर को विषमुक्त करती हैं

भूमि आंवला (Phyllanthus Niruri)
यह लीवर के लिए एक रामबाण औषधि है। इसे आयुर्वेद में "यकृत-रक्षक" कहा जाता है।
लाभ: हेपेटाइटिस, पीलिया और फैटी लीवर को ठीक करता है।
श्लोक:
"भूम्यामलकी पथ्या च यकृत्पीड़ानिवारिणी।"

कटुकी (Picrorhiza Kurroa)

यह पित्त को संतुलित करने और लीवर को साफ करने में सहायक है।
लाभ: फैटी लीवर और विषाक्त पदार्थों को निकालने में मददगार।
श्लोक:
"कटुकी तिक्तका दीप्या यकृत्पित्तहरं परम्।"

कालमेघ (Andrographis Paniculata)

इसे "भूनिंब" भी कहा जाता है और यह शक्तिशाली डिटॉक्सिफायर है।
लाभ: लीवर एंजाइम्स को सुधारता है और लीवर की कार्यक्षमता बढ़ाता है।

त्रिफला (Triphala)

यह तीन फलों (आंवला, हरड़, बहेड़ा) का मिश्रण है और यह लीवर की सफाई करता है।
लाभ: शरीर से टॉक्सिन्स को बाहर निकालता है।

गिलोय (Tinospora Cordifolia)

यह शरीर की रोग प्रतिरोधक क्षमता को बढ़ाता है और लीवर को पुनर्जीवित करता है।
लाभ: लीवर सिरोसिस और सूजन को ठीक करता है।

आयुर्वेदिक डिटॉक्स उपाय
गर्म पानी और नींबू

सुबह-सुबह एक गिलास गुनगुना पानी और नींबू का रस पीना लीवर को साफ करता है।

पंचकर्म थेरेपी

विशेष रूप से "विरेचन" और "बस्ती" लीवर से विषाक्त पदार्थों को बाहर निकालने में सहायक हैं।

हल्दी का सेवन

हल्दी में करक्यूमिन नामक तत्व होता है, जो लीवर की सूजन को कम करता है और उसे पुनर्जीवित करता है।

योग और प्राणायाम

कपालभाति, भस्त्रिका, और अग्निसार क्रिया लीवर को सक्रिय और स्वस्थ बनाए रखते हैं।

आयुर्वेदिक आहार

- हरी पत्तेदार सब्जियाँ, लौकी, करेला, हल्दी, और त्रिफला का सेवन करें।
- अत्यधिक तले-भुने और मसालेदार भोजन से बचें।
- अधिक पानी पिएं और एल्कोहल से बचें।
- आधुनिक शोध और सांख्यिकी

जोड़ों के दर्द और आर्थराइटिस का आयुर्वेदिक समाधान

आधुनिक जीवनशैली, असंतुलित आहार, और व्यायाम की कमी के कारण जोड़ों का दर्द और आर्थराइटिस (गठिया) एक आम समस्या बन गई है। आयुर्वेद इसे वात दोष की विकृति मानता है और इसके समाधान के लिए पंचकर्म, औषधि, आहार, एवं जीवनशैली में बदलाव को महत्वपूर्ण मानता है।

"वातात् संजायते रूक्षा संकोचस्तम्भ गौरवम्।
स्थानहेतुस्तु संक्लेशः स च रूजायुतो भवेत्।।"
(चरक संहिता, सूत्र स्थान २०/११)

अर्थात, वात दोष के कारण शरीर में रूक्षता, संकोचन, जकड़न और भारीपन उत्पन्न होता है, जिससे जोड़ो में दर्द और संधिशोथ (आर्थराइटिस) जैसी समस्याएँ जन्म लेती हैं।

जोड़ों के दर्द और आर्थराइटिस के कारण

- वात दोष की वृद्धि – अधिक ठंडे, रूखे, और असंतुलित भोजन से वात बढ़ता है।
- शरीर में आम (टॉक्सिन) का संचय – अपचित आहार से शरीर में आम (विषैले तत्व) जमा होते हैं जो जोड़ों में दर्द उत्पन्न करते हैं।

- आलस्य और व्यायाम की कमी – गतिहीन जीवनशैली से जोड़ों की कार्यक्षमता कम हो जाती है।
- मांसपेशियों की कमजोरी – पोषण की कमी से जोड़ो पर अतिरिक्त दबाव पड़ता है।

"शरीरं खलु धर्मसाधनम्।"
(योगवासिष्ठ)

अर्थात, स्वस्थ शरीर ही धर्म, अर्थ, काम और मोक्ष प्राप्त करने का साधन है। अतः इसकी देखभाल आवश्यक है।
आयुर्वेदिक समाधान

1. पंचकर्म चिकित्सा

पंचकर्म शरीर से आम (विषाक्त पदार्थ) को निकालकर वात संतुलन में मदद करता है।
अभ्यंग (तैल मालिश): गर्म तिल तेल, महा नारायण तेल, या दशनामूल तेल से मालिश वात को शांत करता है।
स्वेदन (स्टीम थेरेपी): बस्ति (एनिमा), पिंडस्वेद, वलुकास्वेद से जोड़ों की कठोरता कम होती है।
बस्ति (औषधीय एनिमा): दशमूल बस्ति या मधु तैलिक बस्ति वात दोष को शांत कर आर्थराइटिस में राहत देती है।

2. औषधीय उपचार

योगराज गुग्गुलु: वात शामक और दर्द निवारक।
अश्वगंधा और शतावरी: जोड़ों की सूजन और दर्द कम करने में सहायक।
हरिद्रा (हल्दी) और शुंठी (सोंठ): प्राकृतिक एंटी-इंफ्लेमेटरी तत्व जो दर्द को कम करते हैं।

"सन्धि शोथहरं श्रेष्ठं हरिद्राखण्डमुच्यते।"
(भैषज्य रत्नावली)

3. आहार सुधार

गर्म और पौष्टिक भोजन करें।

गाय का घी, तिल, मेथी, लहसुन, और अदरक जोड़ो को मजबूत बनाते हैं।

रात को गर्म दूध में हल्दी और सोंठ डालकर सेवन करें।

4. योग एवं व्यायाम

वृक्षासन, भुजंगासन, मकरासन, वज्रासन – जोड़ों को लचीला और मजबूत बनाते हैं।
हल्की स्ट्रेचिंग करें, टहलें और अपनी गतिशीलता बनाए रखें।
"योगेन चित्तस्य पदेन वाचां मलं शरीरस्य च वैद्यकेन।"
(योग सूत्र)
अर्थात, योग शरीर और मन दोनों की शुद्धि करता है।

बालों की देखभाल के आयुर्वेदिक उपाय: असमय सफेदी और झड़ने से बचाव

बाल हमारे व्यक्तित्व का महत्वपूर्ण हिस्सा हैं, लेकिन आधुनिक जीवनशैली, असंतुलित आहार और केमिकल युक्त उत्पादों के कारण असमय सफेदी, डैंड्रफ और बाल झड़ने की समस्या आम हो गई है। आयुर्वेद, जो कि पंचमहाभूतों और त्रिदोष सिद्धांत पर आधारित है, बालों की देखभाल के लिए प्राकृतिक और प्रभावी समाधान प्रदान करता है।

"केशा स्नेहनतो बलिनः सौन्दर्यमुपजन्ति च। मलसंघातकश्चैव न स्याद्रोगाश्च जायते।।" (चरक संहिता)

अर्थात, बालों में नियमित रूप से तेल मालिश करने से वे मजबूत और सुंदर होते हैं तथा विभिन्न रोगों से बचाव होता है।

बालों की समस्याओं के कारण

- वात, पित्त और कफ दोष का असंतुलन
- असंतुलित आहार (अत्यधिक मसालेदार, जंक फूड और पोषण की कमी)
- तनाव और नींद की कमी
- रसायन युक्त हेयर प्रोडक्ट्स का अधिक प्रयोग
- हार्मोनल असंतुलन और अनुवांशिकता
- पानी में मौजूद क्लोरीन और अन्य हानिकारक तत्व

आयुर्वेदिक उपाय

1. असमय बाल सफेद होने से बचाव

"केशसंवर्धनार्थाय भृंगराजः प्रशस्यते।" (अर्थात, भृंगराज बालों की वृद्धि और कालेपन के लिए उत्तम है।)

- भृंगराज तेल – यह बालों को काला करने और असमय सफेदी रोकने में सहायक है।
- आंवला – रोजाना आंवले का सेवन करने से बाल प्राकृतिक रूप से काले और मजबूत रहते हैं।
- मेहंदी और शिकाकाई – यह बालों को नेचुरल डाई प्रदान करते हैं और रासायनिक हेयर डाई का अच्छा विकल्प हैं।
- नारियल तेल और करी पत्ता – करी पत्ता पिग्मेंटेशन बनाए रखता है और सफेद बालों को रोकता है।
- आयुर्वेदिक पंचकर्म (नस्य और शिरोधारा) – सिर की मालिश और आयुर्वेदिक थेरेपी से बालों का असमय सफेद होना रोका जा सकता है।

2. डैंड्रफ से बचाव

- नीम का तेल – इसमें एंटी-फंगल गुण होते हैं, जो स्कैल्प को साफ और स्वस्थ रखते हैं।
- एलोवेरा और आंवला पेस्ट – यह स्कैल्प को ठंडक देता है और रूसी को दूर करता है।
- दही और नींबू का मिश्रण – स्कैल्प की नमी बनाए रखता है और फंगल इंफेक्शन से बचाव करता है।
- त्रिफला पाउडर – आंतरिक सफाई करके डैंड्रफ को जड़ से खत्म करता है।
- गुलाब जल और कपूर – स्कैल्प की खुजली और जलन को कम करता है।

3. बाल झड़ने से बचाव

"पित्तरक्ताग्निसंयोगात् केशाः पतन्ति जन्तुषु।" (चरक संहिता)

अर्थात, अत्यधिक पित्त दोष और रक्त विकार के कारण बाल झड़ने लगते हैं।

- ब्राह्मी और अश्वगंधा – यह तनाव को कम करता है, जिससे बाल झड़ने की समस्या घटती है।
- अर्क तेल (रेंड़ी का तेल) – यह बालों की जड़ों को मजबूत करता है।
- शिकाकाई और रीठा शैंपू – बालों को प्राकृतिक रूप से साफ और पोषित करते हैं।
- दूध, बादाम और खजूर – बालों को आवश्यक पोषण देकर झड़ने से रोकते हैं।
- योग और प्राणायाम – अनुलोम-विलोम और शीर्षासन रक्त संचार बढ़ाकर बालों को मजबूत बनाते हैं।

शोध और आँकड़े

- भारत में 40% युवा असमय सफेदी की समस्या से जूझ रहे हैं।
- एक अध्ययन के अनुसार, आंवला और भृंगराज के नियमित सेवन से 70% तक बाल सफेद होने की प्रक्रिया धीमी हो सकती है।
- एलोवेरा और नीम तेल से उपचार करने से डैंड्रफ की समस्या में 60% तक सुधार होता है।
- आयुर्वेदिक तेल मालिश से बालों के झड़ने में 80% तक कमी आ सकती है।

सर्वोत्तम योगासनः

- सूर्य नमस्कार – 12 बार करने से 300 कैलोरी बर्न होती है।
- कपालभाति प्राणायाम – पेट की चर्बी घटाने के लिए श्रेष्ठ।
- मंडूकासन – पेट पर दबाव डालकर फैट बर्न करता है।
- भुजंगासन – पाचन शक्ति को बढ़ाता है और मेटाबॉलिज्म तेज करता है।

स्टैटिस्टिक्स: जो लोग रोज 30 मिनट योग करते हैं, उनका वजन 3 महीने में औसतन 5-7 किलो तक कम हो जाता है।

भाग 3
आयुर्वेद और आहार विज्ञान
21- 30

सात्विक आहार: आयुर्वेद में पोषण का रहस्य

भारतीय संस्कृति और आयुर्वेद में भोजन को महज पेट भरने का साधन नहीं, बल्कि स्वास्थ्य, मनोदशा और आध्यात्मिक उन्नति का आधार माना गया है। आयुर्वेद में तीन प्रकार के आहार बताए गए हैं–सात्विक, राजसिक और तामसिक। इनमें से सात्विक आहार को सर्वोत्तम माना गया है, क्योंकि यह शरीर को शक्ति, मन को शांति और आत्मा को पवित्रता प्रदान करता है।

"आहारशुद्धौ सत्त्वशुद्धिः सत्त्वशुद्धौ ध्रुवा स्मृतिः। स्मृतिलम्भे सर्वग्रन्थीनां विप्रमोक्षः॥" (भगवद गीता 17.15)

अर्थात् शुद्ध आहार से सत्त्व (मन) की शुद्धि होती है, जिससे स्मृति प्रबल होती है और अंततः समस्त बंधनों से मुक्ति प्राप्त होती है।

सात्विक आहार का स्वरूप

सात्विक आहार प्राकृतिक, शुद्ध और हल्का होता है। यह ताजे फल, सब्जियाँ, अंकुरित अनाज, सूखे मेवे, शहद, घी, दूध, दही, और हर्बल चाय से युक्त होता है। यह आहार न केवल पोषण प्रदान करता है, बल्कि तन और मन को संतुलित रखता है।

1. सात्विक आहार और मानसिक स्वास्थ्य

आयुर्वेद के अनुसार, "यथा अन्नं तथा मनः"–अर्थात् जैसा भोजन, वैसा मन। सात्विक आहार नकारात्मक भावनाओं को दूर करता है और सकारात्मकता को बढ़ावा देता है।

वैज्ञानिक शोध भी इस बात की पुष्टि करते हैं कि हल्का और प्राकृतिक आहार मस्तिष्क में न्यूरोट्रांसमिटर्स को संतुलित कर मानसिक शांति और प्रसन्नता को बढ़ावा देता है। उदाहरण के लिए, बादाम और अखरोट में पाए जाने वाले ओमेगा-3 फैटी एसिड मस्तिष्क के लिए अत्यंत लाभकारी हैं।

2. सात्विक आहार और शारीरिक स्वास्थ्य

सात्विक आहार न केवल मानसिक बल्कि शारीरिक रूप से भी अनुकूल होता है। यह पाचनतंत्र को दुरुस्त रखता है, रोग प्रतिरोधक क्षमता बढ़ाता है और शरीर को ऊर्जावान बनाए रखता है।

शोध के अनुसार, हरी सब्जियाँ और फल एंटीऑक्सीडेंट्स से भरपूर होते हैं, जो कोशिकाओं को मुक्त कणों (free radicals) से बचाते हैं और आयु को बढ़ाते हैं।

सात्विक आहार का वैज्ञानिक पक्ष

- प्राकृतिक भोजन शरीर के लिए अधिक सुपाच्य होता है और यह सभी आवश्यक पोषक तत्व प्रदान करता है।
- शुद्ध घी मस्तिष्क और नसों के लिए अत्यंत उपयोगी होता है।
- शहद में एंटी-बैक्टीरियल और एंटी-वायरल गुण होते हैं।
- दूध और दही आंतों के लिए फायदेमंद होते हैं और प्रोबायोटिक्स प्रदान करते हैं।

सात्विक आहार के लाभ

- तनावमुक्ति: यह भोजन मानसिक संतुलन बनाए रखने में सहायक होता है।
- ऊर्जा और स्फूर्ति: यह शरीर को आवश्यक ऊर्जा प्रदान करता है।
- बुद्धि एवं स्मरण शक्ति में वृद्धि: सात्विक आहार मस्तिष्क को तेज बनाता है।
- रोग प्रतिरोधक क्षमता में वृद्धि: यह इम्यून सिस्टम को मजबूत करता है।
- आध्यात्मिक उन्नति: सात्विक आहार ध्यान और साधना में सहायता करता है।

कौन-कौन से आयुर्वेदिक खाद्य पदार्थ शरीर को शक्ति देते हैं?

"शरीरमाद्यं खलु धर्मसाधनम्"– अर्थात् शरीर ही सभी धर्मों और कर्तव्यों का मूल साधन है। स्वस्थ और सशक्त शरीर के बिना जीवन में कोई भी लक्ष्य प्राप्त करना कठिन हो जाता है। आयुर्वेद में ऐसे अनेक खाद्य पदार्थों का वर्णन मिलता है जो शरीर को शक्ति, स्फूर्ति और दीर्घायु प्रदान करते हैं।

शक्ति का आयुर्वेदिक दृष्टिकोण

आयुर्वेद के अनुसार शरीर की शक्ति का स्रोत तीन मुख्य तत्वों से आता है– बल, ओजस और प्राण। बल हमें रोगों से बचाता है, ओजस हमें आंतरिक चमक और ऊर्जा देता है, और प्राण शरीर के सभी कार्यों को सुचारू रूप से चलाता है। उचित आहार ही इन तीनों तत्वों की वृद्धि करता है।

शक्ति देने वाले प्रमुख आयुर्वेदिक खाद्य पदार्थ

1. घी – "अमृत तुल्य ऊर्जा स्रोत"

आयुर्वेद में घी को सर्वोत्तम बलवर्धक माना गया है। इसे "सर्व औषधियों का राजा" कहा गया है।
श्लोक:
"घृतं जीवनीयं, मेधावर्धनं बल्यं दीपनं वृष्यम्।"
(अर्थात् घी जीवन देने वाला, बुद्धिवर्धक, बल देने वाला, पाचनशक्ति बढ़ाने वाला और वीर्यवर्धक है।)
घी ओजस को बढ़ाता है, जिससे रोग प्रतिरोधक क्षमता मजबूत होती है। देसी गाय का घी विशेष रूप से शक्तिवर्धक माना जाता है।

2. अश्वगंधा – "बल का भंडार"

अश्वगंधा को प्राकृतिक टॉनिक माना जाता है, जो शारीरिक और मानसिक शक्ति दोनों को बढ़ाती है।

श्लोक:

"अश्वगंधा बल्यं, वृष्यं, रसायनं च।"

(अर्थात् अश्वगंधा बल देने वाली, वीर्यवर्धक और कायाकल्प करने वाली है।)

आधुनिक शोधों के अनुसार, अश्वगंधा टेस्टोस्टेरोन को बढ़ाकर मांसपेशियों की वृद्धि में मदद करती है और तनाव को कम करती है।

3. शतावरी – "स्त्रियों और पुरुषों दोनों के लिए अमृत"

शतावरी को "शतायु देने वाली औषधि" माना गया है। यह विशेष रूप से महिलाओं के लिए फायदेमंद होती है और प्रजनन क्षमता बढ़ाती है।

श्लोक:

"शतावरीं तु रसायनं, बल्यं वृष्यं तु गर्भिणीषु विशेषतः।"

(अर्थात् शतावरी कायाकल्प करने वाली, बलदायक और विशेष रूप से गर्भवती स्त्रियों के लिए लाभदायक है।)

इसमें प्राकृतिक एस्ट्रोजेन होते हैं, जो हार्मोनल संतुलन बनाए रखते हैं।

4. च्यवनप्राश – "रसायन का राजा"

यह 40 से अधिक जड़ी-बूटियों से बना एक शक्तिशाली टॉनिक है, जो शरीर को बल, ऊर्जा और प्रतिरक्षा प्रदान करता है।

महर्षि चरक ने कहा:

"च्यवनप्राशं प्रायोगेण कायं पुनर्जीवनं।"

(अर्थात् च्यवनप्राश शरीर को पुनर्जीवित करता है।)

आधुनिक रिसर्च बताती है कि च्यवनप्राश शरीर में एंटीऑक्सीडेंट्स की मात्रा बढ़ाकर इम्यूनिटी को मजबूत करता है।

5. दूध और केसर – "आरोग्य और ओजस का संयोग"

गर्म दूध में केसर मिलाकर पीने से शक्ति और ओजस दोनों की वृद्धि होती है।

श्लोक:
"दुग्ध सर्वौषधीनां राजा, केसरं बलवर्धनं।"
(अर्थात् दूध सभी औषधियों का राजा है, और केसर बलवर्धक है।)
केसर रक्त संचार को बेहतर बनाता है और मानसिक ऊर्जा को बढ़ाता है।

6.   छुआरा और खजूर – "प्राकृतिक शक्ति बूस्टर"

छुआरा और खजूर शरीर में हीमोग्लोबिन को बढ़ाकर ऊर्जा में वृद्धि करते हैं। आधुनिक रिसर्च के अनुसार, खजूर में ग्लूकोज और फ्रक्टोज भरपूर मात्रा में होते हैं, जो शरीर को त्वरित ऊर्जा प्रदान करते हैं।

7.   तिल और गुड़ – "शक्ति और ऊष्मा का स्रोत"

सर्दियों में तिल और गुड़ का सेवन शरीर को शक्ति और ऊष्मा देता है।
श्लोक:
"तिलं बल्यं, स्निग्धं, गुरु, तु वृष्यं च।"
(अर्थात् तिल बलदायक, स्निग्ध, भारी और वीर्यवर्धक होता है।)
गुड़ आयरन का समृद्ध स्रोत है, जो खून की कमी को दूर करता है।

शक्ति प्राप्त करने के लिए जीवनशैली

ध्यान और योग: प्राणायाम और योगासन शरीर की आंतरिक शक्ति को बढ़ाते हैं।

अच्छी नींद: "अर्धरात्रे गतो निद्रा, शरीरस्य च शक्तिदा।" यानी गहरी और पर्याप्त नींद शरीर को शक्ति प्रदान करती है।
सकारात्मक सोच: "मनः स्वस्थं, शरीरं स्वस्थं।" सकारात्मक सोच से शरीर भी ऊर्जावान बना रहता है।

भोजन के छह रस: आयुर्वेद में स्वाद और स्वास्थ्य का विज्ञान

आयुर्वेद में रसों का महत्व

आयुर्वेद में भोजन केवल शरीर को पोषण देने का साधन नहीं है, बल्कि यह स्वास्थ्य और संतुलन बनाए रखने का एक माध्यम भी है। भोजन के छह रस (स्वाद)—मधुर (मीठा), अम्ल (खट्टा), लवण (नमकीन), कटु (तीखा), तिक्त (कड़वा) और कषाय (कसैला)—हमारे शरीर और मन पर गहरा प्रभाव डालते हैं।

"सर्व द्रव्यं रसं दृष्ट्वा, बलं वर्णं च पश्यति। नात्यर्थं तिक्तकट्वम्लं, लवणं मधुरं त्यजेत्।।"

(चरक संहिता में वर्णित यह श्लोक बताता है कि शरीर की शक्ति, रंग और स्वास्थ्य रसों के संतुलन पर निर्भर करता है।)

छह रसों की विशेषताएँ और प्रभाव

- मधुर रस (मीठा)
गुण: पौष्टिक, तृप्तिदायक, शीतल
स्रोत: दूध, घी, शहद, आम, गन्ना
प्रभाव: बलवर्धक, संतोषदायक, वात और पित्त को संतुलित करने वाला
अत्यधिक सेवन: मोटापा, मधुमेह और कफ दोष की वृद्धि

- अम्ल रस (खट्टा)
गुण: उष्ण, तृप्तिदायक, रुचिवर्धक
स्रोत: नींबू, इमली, दही, टमाटर
प्रभाव: पाचन में सहायक, भूख बढ़ाने वाला, वात को शांत करने वाला
अत्यधिक सेवन: अम्लपित्त, दांतों में क्षति, त्वचा रोग

- लवण रस (नमकीन)

गुण: उष्ण, स्निग्ध, रुचिकर

स्रोत: सेंधा नमक, समुद्री नमक, काला नमक

प्रभाव: पाचन में सहायक, वात को संतुलित करने वाला

अत्यधिक सेवन: उच्च रक्तचाप, जल संग्रह (एडिमा)

- कटु रस (तीखा)

गुण: उष्ण, तीव्र, सूक्ष्म

स्रोत: मिर्च, अदरक, लहसुन, काली मिर्च

प्रभाव: चयापचय को उत्तेजित करने वाला, कफ को कम करने वाला

अत्यधिक सेवन: अम्लपित्त, जलन, त्वचा विकार

- तिक्त रस (कड़वा)

गुण: शीतल, शुष्क, कफ नाशक

स्रोत: करेला, मेथी, नीम, हल्दी

प्रभाव: रक्त शुद्धि, त्वचा विकारों को दूर करने वाला

अत्यधिक सेवन: वात वृद्धि, कमजोरी, अनिद्रा

- कषाय रस (कसैला)

गुण: शीतल, शोषक, रक्त स्तंभक

स्रोत: अनार, बेल, हरड़, आंवला

प्रभाव: घाव भरने में सहायक, पाचन सुधारक

अत्यधिक सेवन: कब्ज, वात विकार

भोजन के बाद पानी पीना चाहिए या नहीं? आयुर्वेद क्या कहता है?

"जलं जीवनम्"—अर्थात जल ही जीवन है। जल हमारे शरीर के लिए अनिवार्य तत्व है, लेकिन क्या भोजन के तुरंत बाद पानी पीना सही है? यह प्रश्न सदियों से चर्चा का विषय रहा है। आधुनिक विज्ञान और आयुर्वेद दोनों इस पर गहन अध्ययन कर चुके हैं। आइए, इस पर विस्तृत चर्चा करें।

आयुर्वेदिक परिप्रेक्ष्य

आयुर्वेद के अनुसार, भोजन के तुरंत बाद पानी पीना अग्नि (पाचन अग्नि) को मंद कर सकता है, जिससे भोजन का सही ढंग से पाचन नहीं हो पाता। चरक संहिता में उल्लेख है:

"जीर्णे हितं मधुपर्कं, भोजनान्ते जलं न पिबेत्।"
(अर्थात भोजन पच जाने के बाद मधुयुक्त जल पीना हितकारी है, लेकिन भोजन के तुरंत बाद जल का सेवन उचित नहीं है।)

भोजन के तुरंत बाद ठंडा पानी पीने से पाचन अग्नि मंद हो जाती है, जिससे आम (विषाक्त तत्व) उत्पन्न होता है। यह आगे चलकर मोटापा, अपच, गैस, और अन्य जठर संबंधी समस्याओं का कारण बन सकता है।

आयुर्वेद के अनुसार पानी पीने का सही समय

भोजन से पहले पानी: यदि आप भोजन से लगभग 30 मिनट पहले पानी पीते हैं, तो यह पाचन क्रिया को उत्तेजित करता है और शरीर को भोजन के लिए तैयार करता है।

भोजन के दौरान पानी: यदि बहुत आवश्यक हो तो भोजन के दौरान एक-दो घूंट गुनगुना पानी लिया जा सकता है।

भोजन के बाद पानी: भोजन के तुरंत बाद पानी पीना पाचन क्रिया को बाधित करता है, इसलिए कम से कम 30-45 मिनट बाद पानी पीना उत्तम माना जाता है।

आधुनिक विज्ञान की दृष्टि से विश्लेषण

आधुनिक विज्ञान भी इस सिद्धांत को समर्थन देता है। जब हम भोजन करते हैं, तो पेट पाचन रस और एंजाइम स्रावित करता है। यदि इस समय अधिक मात्रा में पानी पी लिया जाए, तो यह पाचन रसों को पतला कर सकता है, जिससे भोजन के पाचन में बाधा उत्पन्न होती है। एक अध्ययन के अनुसार, भोजन के बाद पानी पीने से 25-30% तक पाचन क्रिया धीमी हो सकती है।

रोगों की संभावना

भोजन के तुरंत बाद ठंडा पानी पीने से कई समस्याएँ हो सकती हैं:

मोटापा: चयापचय (मेटाबोलिज्म) धीमा हो जाता है।
अम्लता (Acidity): पेट में एसिडिटी बढ़ सकती है।
सूजन (Bloating): अपूर्ण पाचन के कारण गैस और सूजन हो सकती है।

एक प्रेरक दृष्टांत

एक बार एक राजा ने अपने दरबार में प्रसिद्ध वैद्य को आमंत्रित किया और पूछा, "भोजन के बाद पानी पीना सही है या गलत?" वैद्य ने मुस्कुराते हुए उत्तर दिया, "महाराज! जब आप लोहे को गर्म करते हैं और उस पर पानी डालते हैं, तो क्या होता है?" राजा बोला, "वह ठंडा पड़ जाता है।" वैद्य ने कहा, "ठीक उसी प्रकार, जब आप भोजन के बाद पानी पीते हैं, तो आपकी पाचन अग्नि मंद हो जाती है और भोजन अपूर्ण रूप से पचता है।" राजा को यह बात समझ में आ गई।

कौन से खाद्य पदार्थ साथ में खाने से ज़हर बन जाते हैं?

आयुर्वेद में कहा गया है:
"संसर्गात् विपरीतस्य युष्माकं दुष्प्रभावकम्।"
(असंगत चीज़ों का संयोग शरीर पर प्रतिकूल प्रभाव डालता है।)

हम जो खाते हैं, वही हमारे शरीर को बनाता है। लेकिन क्या होगा अगर हम दो ऐसे खाद्य पदार्थ एक साथ खा लें, जो आपस में मेल नहीं खाते? यह न केवल पाचन तंत्र को प्रभावित करता है, बल्कि धीरे-धीरे शरीर में विष उत्पन्न कर सकता है।

क्या कहता है आयुर्वेद?

आयुर्वेद में "विरुद्ध आहार" या असंगत आहार की संकल्पना दी गई है, जिसका अर्थ है - ऐसे खाद्य पदार्थों का संयोजन, जो आपस में रासायनिक, गुणात्मक या ऊष्मीय (Thermal) दृष्टि से विपरीत होते हैं। यह संयोजन पाचन को बाधित करता है और शरीर में टॉक्सिन (आम) उत्पन्न करता है।

चरक संहिता में कहा गया है:
"विरुद्धं तु भवत्यन्नं विषं तत्परिवर्जयेत्।।"
(असंगत आहार विष के समान होता है, इसे त्याग देना चाहिए।)

विज्ञान भी करता है समर्थन

आधुनिक विज्ञान भी इस अवधारणा का समर्थन करता है। कुछ खाद्य पदार्थ एक साथ खाने से गैस्ट्रिक समस्याएँ, एलर्जी, अपच, त्वचा रोग, और यहाँ तक कि कैंसर जैसी गंभीर बीमारियाँ भी हो सकती हैं।

विषाक्त संयोजन: खाने में ज़हर

1. दूध और खट्टे फल (जैसे संतरा, नींबू, आंवला, अनानास)

क्यों हानिकारक?

दूध एक प्रोटीन युक्त भोजन है और जब इसे खट्टे फलों के साथ लिया जाता है, तो यह पेट में फट जाता है और पाचन तंत्र में अम्लीय प्रतिक्रिया देता है।

इससे एसिडिटी, उल्टी, गैस, और त्वचा रोग हो सकते हैं।

उदाहरण:
"आप दूध और नींबू को एक साथ मिलाकर देखिए, दूध फट जाएगा। यही क्रिया पेट में भी होती है।"

2. शहद और गर्म पानी

क्यों हानिकारक?

आयुर्वेद के अनुसार, गर्म पानी में शहद मिलाने से यह विषैला (toxic) बन जाता है और शरीर के ऊतकों (tissues) को नुकसान पहुंचाता है।

इससे टॉक्सिन (Ama) बनता है, जो शरीर में कई बीमारियों का कारण बन सकता है।

भगवद गीता कहती है:
"युक्ताहारविहारस्य युक्तचेष्टस्य कर्मसु।"
(जो व्यक्ति संतुलित आहार और संयमित जीवनशैली अपनाता है, वही स्वस्थ रहता है।)

3. दूध और मछली

क्यों हानिकारक?

दूध और मछली के गुण एक-दूसरे के विपरीत होते हैं। दूध ठंडा (Cooling) और मछली गरम (Heating) प्रकृति की होती है।

जब दोनों एक साथ खाए जाते हैं, तो यह रक्त में टॉक्सिन उत्पन्न कर सकता है, जिससे स्किन एलर्जी, खुजली, एक्जिमा, और अन्य चर्म रोग हो सकते हैं।

विज्ञान क्या कहता है?

यह संयोजन शरीर में हिस्टामाइन (Histamine) का स्तर बढ़ा सकता है, जिससे एलर्जी और सूजन हो सकती है।

4. केला और दूध

क्यों हानिकारक?

यह सबसे आम कॉम्बिनेशन में से एक है, लेकिन आयुर्वेद के अनुसार, यह भारी (Heavy) और विषाक्त (Toxic) हो सकता है।

यह पाचन धीमा कर देता है और कफ (Mucus) बढ़ाता है, जिससे सांस की समस्याएँ और एलर्जी हो सकती हैं।

उदाहरण:
"क्या आपने कभी केला और दूध मिलाकर पिया है और फिर सुस्ती महसूस की? यही इसका प्रभाव है!"

5. दही और नमक

क्यों हानिकारक?

दही अम्लीय (Acidic) होता है, जबकि नमक का स्वभाव विपरीत होता है।
यह शरीर में जलन, अपच, और त्वचा रोग उत्पन्न कर सकता है।

शास्त्रों में कहा गया है:
"नवनीतं न लवणं सुसंसिक्तं प्रशस्यते।।"
(नमक और दही को एक साथ नहीं खाना चाहिए।)

आयुर्वेद के अनुसार सही समय पर भोजन क्यों जरूरी है?

"कालो हि सर्वेषां जीविनां आयुषो निधानम्।"
(समय ही सभी प्राणियों के जीवन का आधार है।)

आयुर्वेद केवल एक चिकित्सा पद्धति नहीं, बल्कि जीवन जीने की कला है। इसमें आहार, विहार, निद्रा और दिनचर्या का गहरा महत्व बताया गया है। भोजन का समय और तरीका उतना ही महत्वपूर्ण है जितना कि स्वयं भोजन। सही समय पर भोजन न करने से शरीर में दोषों (वात, पित्त, कफ) का असंतुलन बढ़ता है और अनेक रोग उत्पन्न होते हैं।

1. भोजन का सही समय और पाचन अग्नि

आयुर्वेद में पाचन को "अग्नि" कहा गया है, जो दिनभर अलग-अलग तीव्रता से कार्य करती है।

"अग्निरायुर्बलं स्वास्थ्यं जीवनं तेज उर्जा।।"
(पाचन अग्नि ही आयु, बल, स्वास्थ्य, जीवन, तेज और ऊर्जा का आधार है।)

सुबह (06:00 - 08:00 AM) - हल्का भोजन
इस समय कफ प्रधानता होती है, इसलिए हल्का और सुपाच्य आहार लेना चाहिए।

दोपहर (12:00 - 02:00 PM) - मुख्य भोजन
इस समय पाचन अग्नि सबसे अधिक सक्रिय होती है, इसलिए इस समय भरपूर पौष्टिक आहार लेना श्रेष्ठ माना जाता है।

रात (07:00 - 08:00 PM) - हल्का एवं जल्दी भोजन
सूर्यास्त के बाद पाचन अग्नि मंद पड़ने लगती है, इसलिए भारी भोजन करना हानिकारक हो सकता है।

2. असमय भोजन और रोगों का संबंध

आयुर्वेद के अनुसार, यदि भोजन का समय अनियमित हो तो शरीर में दोषों का असंतुलन बढ़ जाता है और बीमारियां जन्म लेती हैं।

"कालभोजी सुखी नरो रोगी कालविपर्ययात।"
(सही समय पर भोजन करने वाला व्यक्ति सुखी और स्वस्थ रहता है, जबकि असमय भोजन करने वाला रोगी बन जाता है।)

असमय भोजन करने से क्या होता है?

वात विकार - अनियमित भोजन गैस, अपच, कब्ज और गठिया जैसी समस्याएं बढ़ा सकता है।

पित्त दोष - देरी से भोजन करने से अम्लता, एसिडिटी, पेट की जलन, और त्वचा रोग उत्पन्न हो सकते हैं।

कफ दोष - रात में देर से और भारी भोजन करने से मोटापा, सुस्ती, मधुमेह और श्वसन रोग बढ़ते हैं।

3. आधुनिक विज्ञान भी करता है समर्थन

शोध बताते हैं कि रात में 8 बजे के बाद भोजन करने से मेटाबॉलिज्म धीमा हो जाता है, जिससे मोटापा और हृदय रोगों का खतरा बढ़ जाता है।

नाश्ता न करने वाले लोगों में डायबिटीज का जोखिम 20% तक बढ़ जाता है।

असमय भोजन करने से हार्मोनल असंतुलन, जैसे इंसुलिन और कोर्टिसोल में गड़बड़ी हो सकती है।

4. प्रकृति से सीखें – सही समय पर भोजन करें

"यथा पिंडे तथा ब्रह्मांडे।"
(जो हमारे शरीर में होता है, वही ब्रह्मांड में भी होता है।)

सूर्य उगने के साथ ही पक्षी अपना आहार ग्रहण करते हैं और सूर्यास्त से पहले ही भोजन करना बंद कर देते हैं।

जानवर भी भोजन के लिए प्रकृति के नियमों का पालन करते हैं।

यदि हम भी प्रकृति के अनुसार भोजन करें, तो बीमारियों से बच सकते हैं।

5. आयुर्वेदिक समाधानः भोजन का समय सुधारें, जीवन सुधारें

नित्य एक ही समय पर भोजन करें।
जल्दी नाश्ता और समय पर दोपहर का भोजन अनिवार्य करें।
रात का भोजन हल्का और सूर्यास्त से पहले करें।
अत्यधिक प्रोसेस्ड और जंक फूड से बचें, जो पाचन अग्नि को कमजोर करते हैं।

"हरि समयं न प्रतिक्षयेत्।" (भोजन के समय को टालना नहीं चाहिए।)

उपवास और आयुर्वेद: क्या उपवास शरीर के लिए फायदेमंद है?

उपवास: आत्मसंयम से आरोग्य तक

उपवास केवल भोजन से परहेज़ नहीं, बल्कि यह शरीर और मन की शुद्धि का एक महत्वपूर्ण माध्यम है। यह प्राचीन भारतीय परंपरा का एक अभिन्न अंग रहा है, जिसे आयुर्वेद ने न केवल आध्यात्मिक उन्नति के लिए, बल्कि शारीरिक और मानसिक स्वास्थ्य के लिए भी आवश्यक बताया है।

"लघुत्वं कर्मसौष्ठवम् दीप्तिराग्नेरलघुप्रजा। उपवासस्य लक्षणं पच्यमानस्य देहिनः।।" (चरक संहिता)

अर्थात, उपवास से शरीर हल्का होता है, कार्यकुशलता बढ़ती है, पाचन शक्ति तेज होती है और शरीर की विषाक्तता दूर होती है।

उपवास का आयुर्वेदिक महत्व

आयुर्वेद के अनुसार, हमारा शरीर त्रिदोष–वात, पित्त और कफ से संचालित होता है। अनुचित खान-पान और असंतुलित जीवनशैली से ये दोष असंतुलित हो जाते हैं, जिससे रोग उत्पन्न होते हैं। उपवास के माध्यम से शरीर को प्राकृतिक रूप से संतुलित करने का अवसर मिलता है।

1. जठराग्नि का पुनर्जागरण

उपवास के दौरान पाचन तंत्र को आराम मिलता है, जिससे जठराग्नि पुनः प्रज्वलित होती है और भोजन का बेहतर पाचन संभव होता है।

2. टॉक्सिन्स का निष्कासन

आयुर्वेद में इसे "आम" कहा जाता है–वह अवशिष्ट पदार्थ जो शरीर में विष के रूप में एकत्रित होते हैं। उपवास शरीर को इन विषाक्त पदार्थों को निकालने का अवसर देता है।

2. कोशिका पुनरुद्धार (Autophagy) का समर्थन

आधुनिक विज्ञान भी अब यह मानने लगा है कि उपवास के दौरान शरीर अपनी क्षतिग्रस्त कोशिकाओं की मरम्मत करता है। जापानी वैज्ञानिक योशिनोरी ओहसुमी को 2016 में ऑटोफैगी पर उनके शोध के लिए नोबेल पुरस्कार मिला, जो दर्शाता है कि उपवास शरीर के पुनरुत्थान की प्रक्रिया को तेज करता है।

3. मानसिक शांति और एकाग्रता

आयुर्वेद के अनुसार, उपवास केवल शरीर के लिए नहीं, बल्कि मन के लिए भी आवश्यक है। उपवास से मानसिक स्पष्टता और ध्यान केंद्रित करने की क्षमता बढ़ती है।

उपवास और विभिन्न आयुर्वेदिक दृष्टिकोण

1. निर्जल उपवास (ड्राई फास्टिंग)

यह कठोर उपवास विधि है जिसमें जल का भी सेवन नहीं किया जाता। यह अत्यधिक विषहरण (डिटॉक्स) में सहायक होता है।

2. फलाहार उपवास

इसमें फल, जूस, और हल्का सुपाच्य आहार लिया जाता है। यह वात एवं पित्त संतुलन में सहायक होता है।

3. एकादशी उपवास

आयुर्वेद में एकादशी को विशेष महत्व दिया गया है। इस दिन उपवास रखने से मानसिक एवं शारीरिक ऊर्जा का संतुलन बना रहता है।

उपवास के दौरान ध्यान देने योग्य बातें

- शरीर की प्रकृति (वात, पित्त, कफ) के अनुसार उपवास चुनें।
- उपवास के बाद अत्यधिक भोजन न करें, हल्का एवं सुपाच्य आहार लें।
- पानी और हर्बल चाय का सेवन करें, ताकि हाइड्रेशन बना रहे।
- यदि कोई रोगग्रस्त व्यक्ति हो तो चिकित्सकीय परामर्श अवश्य लें।

भोजन पकाने के सही तरीके: ताम्बे, लोहे और मिट्टी के बर्तन का महत्व

"अन्नं ब्रह्म" – भोजन ही ब्रह्म है

हमारे शास्त्रों में भोजन को 'ब्रह्म' कहा गया है क्योंकि यह केवल शरीर को पोषण ही नहीं देता, बल्कि मन और आत्मा को भी संतुलित करता है। जिस प्रकार स्वच्छ और सात्त्विक भोजन हमारे स्वास्थ्य को सुधारता है, वैसे ही उसे पकाने के बर्तन भी हमारे शरीर पर गहरा प्रभाव डालते हैं। आधुनिक एल्यूमीनियम और नॉन-स्टिक बर्तनों की तुलना में प्राचीन काल से उपयोग में आने वाले तांबे, लोहे और मिट्टी के बर्तन कहीं अधिक लाभकारी सिद्ध होते हैं।

तांबे के बर्तन: शरीर का शुद्धिकरण

"ताम्रं हि भवति स्वास्थ्यं, दोषान् हन्ति समस्तकान्।"
(तांबे का उपयोग स्वास्थ्यकर होता है और समस्त दोषों का नाश करता है।)

तांबे के बर्तन में भोजन पकाने और पानी पीने की परंपरा आयुर्वेद में वर्णित है। इसका मुख्य कारण तांबे के एंटी-बैक्टीरियल, एंटी-वायरल और एंटी-इंफ्लेमेटरी गुण हैं।

जल शुद्धिकरण: तांबे के पात्र में रातभर रखा पानी 'ताम्रजल' बन जाता है, जो शरीर से विषैले तत्व निकालने में सहायक होता है।

पाचन क्रिया में सुधार: तांबा गैस, अपच और अम्लता को कम करता है।

तंत्रिका तंत्र को सशक्त बनाना: यह मस्तिष्क की कार्यक्षमता को बढ़ाता है और न्यूरोलॉजिकल डिसऑर्डर में सहायक होता है।

संक्रमण से सुरक्षा: WHO की रिपोर्ट के अनुसार, तांबे के संपर्क में आने वाले E.coli और Salmonella जैसे बैक्टीरिया कुछ ही घंटों में नष्ट हो जाते हैं।

लोहे के बर्तन: शक्ति और जीवन का आधार

"अयं निजः परो वेति, गणना लघुचेतसाम्। उदारचरितानां तु वसुधैव कुटुम्बकम्।।"
(जिस प्रकार उदारचित्त व्यक्ति संपूर्ण विश्व को कुटुंब मानते हैं, वैसे ही लोहा संपूर्ण शरीर को शक्ति प्रदान करता है।)

आयुर्वेद में लोहे के बर्तन का उपयोग बहुत महत्वपूर्ण माना गया है। विशेषकर लोहे की कढ़ाई और तवा में बना भोजन शरीर के लिए अत्यंत लाभकारी होता है।

हीमोग्लोबिन बढ़ाने में सहायक: लोहे के बर्तन में भोजन पकाने से उसमें आयरन स्वतः ही मिल जाता है, जिससे एनीमिया की समस्या दूर होती है।

हड्डियों को मजबूत बनाना: इसमें पका भोजन कैल्शियम के अवशोषण को बढ़ाता है।

थकान और कमजोरी में लाभदायक: लोहे का सेवन शरीर की ऊर्जा को बढ़ाने में सहायक होता है।

मिट्टी के बर्तन: प्रकृति से सीधा संबंध

"पृथ्वी माता धृतिः पुत्रोऽहम् पृथिव्याः।"
(पृथ्वी हमारी माता है और हम उसके पुत्र हैं।)

मिट्टी के बर्तन में भोजन पकाने की परंपरा हमारी संस्कृति में हजारों वर्षों से चली आ रही है। आज जब प्लास्टिक और धातु के बर्तनों का अत्यधिक उपयोग हो रहा है, तब मिट्टी के बर्तन हमारी जड़ों की ओर लौटने का एक मार्ग बन सकते हैं।

भोजन का प्राकृतिक स्वाद: मिट्टी भोजन को धीमी आँच पर पकाती है, जिससे उसके सभी पोषक तत्व बने रहते हैं।

क्षारीयता को संतुलित करना: मिट्टी क्षारीय होती है, जो अम्लता को संतुलित कर पाचन को बेहतर बनाती है।

नमी बनाए रखना: इसमें भोजन पकाने से नमी बरकरार रहती है, जिससे खाना अधिक मुलायम और स्वादिष्ट बनता है।

रोग प्रतिरोधक क्षमता को बढ़ावा: मिट्टी में मौजूद खनिज तत्व शरीर की प्रतिरोधक क्षमता को बढ़ाने में मदद करते हैं।

आधुनिक बर्तन बनाम पारंपरिक बर्तन

आजकल एल्यूमीनियम, स्टेनलेस स्टील और नॉन-स्टिक बर्तनों का प्रचलन बढ़ गया है, लेकिन इनके कई दुष्प्रभाव भी हैं।

एल्यूमीनियम: यह धीरे-धीरे शरीर में जमा होकर अल्जाइमर और किडनी संबंधी समस्याओं को जन्म दे सकता है।

नॉन-स्टिक बर्तन: इन पर टेफलॉन कोटिंग होती है, जो 300°C से अधिक तापमान पर जहरीली गैस छोड़ती है।

स्टेनलेस स्टील: यह अपेक्षाकृत सुरक्षित होता है, लेकिन इसमें भोजन पकाने से कुछ मात्रा में निकल (Nickel) और क्रोमियम (Chromium) शरीर में जा सकते हैं।

क्या आयुर्वेदिक जड़ी-बूटियाँ भोजन का हिस्सा बन सकती हैं?

"औषधं भोजनं नित्यं"

(भोजन ही औषधि हो और औषधि ही भोजन बने।)

भारतीय परंपरा में भोजन को केवल पेट भरने का माध्यम नहीं, बल्कि आरोग्य का आधार माना गया है। जब हम आयुर्वेदिक दृष्टिकोण से भोजन को देखते हैं, तो यह स्पष्ट होता है कि जड़ी-बूटियाँ केवल औषधि नहीं, बल्कि हमारे दैनिक आहार का अभिन्न अंग हो सकती हैं। यह न केवल रोगों से बचाव करता है, बल्कि शरीर की संपूर्ण कार्यप्रणाली को भी संतुलित रखता है।

आयुर्वेद और भोजन का गहरा रिश्ता

आयुर्वेद में कहा गया है:
"हितं मितं च अशणं आरोग्यं परमं सुखम्"
(संतुलित और उचित मात्रा में किया गया भोजन ही उत्तम स्वास्थ्य का कारण बनता है।)

आयुर्वेद के अनुसार, भोजन केवल पोषण नहीं, बल्कि एक चिकित्सा पद्धति भी है। भोजन में शामिल विभिन्न मसाले और जड़ी-बूटियाँ शरीर के दोषों (वात, पित्त, कफ) को संतुलित करने में सहायक होती हैं।

जड़ी-बूटियाँ: औषधि से अधिक आहार

1. हल्दी (Curcuma longa) – प्राकृतिक एंटीबायोटिक

"हरिद्रा सर्वदोषघ्नी" (हल्दी सभी दोषों का नाश करने वाली है।)

हल्दी को 'सुनहरी औषधि' कहा जाता है। यह शरीर में सूजन कम करने, पाचन सुधारने और रोग प्रतिरोधक क्षमता बढ़ाने में सहायक है। भारतीय भोजन में इसे मसाले के रूप में शामिल किया जाता है।

2. तुलसी (Ocimum sanctum) – जीवन देने वाली जड़ी

"तुलसी जीवनस्य आधारः"(तुलसी जीवन का आधार है।)*
तुलसी को प्रतिदिन चाय, काढ़े या भोजन में डालने से यह न केवल पाचन को दुरुस्त रखती है, बल्कि संक्रमण से भी बचाती है।

3. अदरक (Zingiber officinale) – अमृत तुल्य औषधि

"अर्द्रकम् शूलनाशनं" (अदरक पेट दर्द नाशक है।)
अदरक शरीर की अग्नि को तेज करता है और अपच, सर्दी-जुकाम जैसी समस्याओं से बचाने में मदद करता है।

4. अश्वगंधा (Withania somnifera) – शरीर को ऊर्जा देने वाली जड़ी

"अश्वगंधा बलं ददाति"(अश्वगंधा बल और शक्ति प्रदान करती है।)*
इसे दूध या घी के साथ लेने से शारीरिक और मानसिक शक्ति बढ़ती है।

5. दालचीनी (Cinnamomum verum) – मधुर औषधि

"त्वचः पित्तश्लेष्मनाशिनी" (दालचीनी पित्त और कफ को संतुलित करती है।)
यह ब्लड शुगर को नियंत्रित करने और हृदय स्वास्थ्य को बनाए रखने में सहायक होती है।

आयुर्वेदिक भोजन: पोषण और औषधि का संगम

आयुर्वेद में भोजन को "महाऔषधि" कहा गया है। यदि हम अपने आहार में सही मात्रा और सही समय पर जड़ी-बूटियों को शामिल करें, तो यह दवाओं की आवश्यकता को कम कर सकता है।

आयुर्वेदिक गोल्डन मिल्क:
हल्दी और दूध का जादुई लाभ

"क्षीरं जीवनं सर्वोत्तमं, हरिद्रा सर्वदोषनाशिनी।"
(दूध जीवन का सर्वोत्तम पोषण है, और हल्दी सभी दोषों का नाश करने वाली है।)

प्राचीन भारतीय आयुर्वेद ने हमें एक ऐसा अमृत दिया है जो स्वास्थ्य और दीर्घायु का रहस्य समेटे हुए है–गोल्डन मिल्क। यह केवल एक पेय नहीं, बल्कि एक शक्तिशाली औषधि है, जो शरीर, मन और आत्मा को संतुलित करने में सहायक है। दूध और हल्दी का यह संयोजन आयुर्वेद में हजारों वर्षों से अपनाया जाता रहा है और आज भी विज्ञान इसके चमत्कारी प्रभावों को स्वीकार कर रहा है।

गोल्डन मिल्क का रहस्य: हल्दी और दूध का दिव्य संगम

आयुर्वेद में दूध को "पूर्ण आहार" कहा गया है, क्योंकि यह शरीर के सातों धातुओं–रस, रक्त, मांस, मेद, अस्थि, मज्जा और शुक्र–का पोषण करता है। वहीं, हल्दी को "हरिद्रा" कहा जाता है, जिसका अर्थ है "स्वर्ण के समान उज्ज्वल करने वाली"।

"हरिद्रा त्वग्दोषनाशिनी, रक्तशोधिनी च।"
(हल्दी त्वचा के दोषों को दूर करने और रक्त को शुद्ध करने वाली है।)

जब ये दोनों साथ मिलते हैं, तो यह न केवल रोगों से बचाव करता है, बल्कि शरीर को एक नई ऊर्जा भी प्रदान करता है।

आधुनिक विज्ञान भी करता है समर्थन

शोध बताते हैं:

हल्दी में पाया जाने वाला कर्क्यूमिन (Curcumin) एक शक्तिशाली एंटीऑक्सीडेंट और एंटी-इंफ्लेमेटरी तत्व है।

दूध में कैल्शियम, प्रोटीन, और विटामिन D होते हैं, जो हड्डियों को मजबूत बनाते हैं।

हल्दी का सेवन प्रतिरक्षा तंत्र (Immune System) को मजबूत करता है और कैंसर जैसी बीमारियों से लड़ने में मदद करता है।

"सर्व औषधमं लोके, सर्वं च व्याधिनाशनं।"
(संसार में हर चीज औषधि है, और हर चीज रोग को नष्ट कर सकती है।)

गोल्डन मिल्क के जादुई लाभ

1. रोग प्रतिरोधक क्षमता बढ़ाए

गोल्डन मिल्क शरीर की रोग प्रतिरोधक क्षमता (Immunity) को बढ़ाता है। यह सर्दी, खांसी और संक्रमण से बचाने में मदद करता है।

2. हड्डियों को मजबूत बनाए

दूध में मौजूद कैल्शियम और फास्फोरस हड्डियों को मजबूत बनाते हैं, जबकि हल्दी अस्थि-क्षरण (Osteoporosis) से बचाव करती है।

2. त्वचा को दे कांति

"त्वचा तेजोमयी भवति" (स्वस्थ त्वचा तेजस्वी होती है।)
हल्दी त्वचा की सूजन, मुंहासे और झुर्रियों को दूर करती है। यह त्वचा को अंदर से पोषण देती है और चमकदार बनाती है।

3. पाचन को करे दुरुस्त

हल्दी पाचन तंत्र को स्वस्थ बनाती है, अपच, गैस और कब्ज की समस्या को कम करती है। दूध में मिलाकर लेने से यह पेट को शांत करता है और आंतों की सूजन कम करता है।

4. मधुमेह को करे नियंत्रित

हल्दी में कर्क्यूमिन ब्लड शुगर के स्तर को नियंत्रित करने में सहायक होता है और मधुमेह रोगियों के लिए फायदेमंद होता है।

5. नींद में सुधार

"निद्रायाः कारणं क्षीरं" (अच्छी नींद के लिए दूध आवश्यक है।)
दूध में मौजूद ट्रिप्टोफैन एक प्राकृतिक स्लीप-इंड्यूसर है, जो अनिद्रा को दूर करता है। हल्दी के साथ लेने से यह और अधिक प्रभावी हो जाता है।

6. मानसिक स्वास्थ्य को बनाए संतुलित

गोल्डन मिल्क मस्तिष्क में डोपामिन और सेरोटोनिन के स्तर को संतुलित करता है, जिससे अवसाद और तनाव से राहत मिलती है।

7. कैंसर से बचाव

"हरिद्रा सर्वरोगनिवारिणी" (हल्दी सभी रोगों को नष्ट करने वाली है।)
हल्दी में एंटी-कैंसर गुण होते हैं, जो कोशिकाओं को क्षति से बचाते हैं और ट्यूमर की वृद्धि को रोकते हैं।

कैसे बनाएं आयुर्वेदिक गोल्डन मिल्क?

गोल्डन मिल्क बनाने के लिए आपको चाहिए:
एक गिलास गर्म दूध (गाय का दूध उत्तम है)
आधा चम्मच हल्दी (अशुद्ध हल्दी के बजाय जैविक हल्दी का प्रयोग करें)

एक चुटकी काली मिर्च (कर्क्यूमिन के अवशोषण को बढ़ाने के लिए)
थोड़ा शहद या गुड़ (स्वाद बढ़ाने के लिए)
एक चुटकी दालचीनी (अतिरिक्त लाभ के लिए)

तरीका:

दूध को धीमी आंच पर गर्म करें।
उसमें हल्दी, काली मिर्च और दालचीनी डालें।

इसे 5-7 मिनट तक धीमी आंच पर पकने दें।
थोड़ा ठंडा होने पर इसमें शहद मिलाएं और सोने से पहले पिएं।

गोल्डन मिल्क: अमृत तुल्य पेय

"क्षीरं शक्तिवर्धनं, हरिद्रा रोगनाशिनी।"
(दूध शक्ति को बढ़ाने वाला है और हल्दी रोगों का नाश करने वाली है।)

गोल्डन मिल्क न केवल हमारी परंपरा का हिस्सा है, बल्कि यह एक जीवंत चिकित्सा प्रणाली है जो हमें रोग-मुक्त, ऊर्जा से भरपूर और मानसिक रूप से संतुलित रखने में सहायक है। अगर आप इसे अपनी दिनचर्या में शामिल करते हैं, तो निश्चित रूप से आप खुद को स्वस्थ, मजबूत और अधिक ऊर्जावान महसूस करेंगे।

"भोजनं औषधं भवति, औषधं भोजनं भवति।"

(जब भोजन ही औषधि बन जाए, तो औषधि की आवश्यकता नहीं रहती।)

अब समय आ गया है कि हम इस प्राचीन ज्ञान को फिर से अपनाएं और स्वास्थ्य, ऊर्जा और संतुलन से भरपूर जीवन की ओर कदम बढ़ाएं। गोल्डन मिल्क पिएं, जीवन को स्वर्णिम बनाएं!

भाग 4
आयुर्वेदिक जड़ी-बूटियाँ और उनका चमत्कारी प्रभाव

31-40

अश्वगंधाः तनाव दूर करने और ऊर्जा बढ़ाने की जड़ी-बूटी

भारतीय आयुर्वेद में अश्वगंधा को एक दिव्य औषधि के रूप में माना गया है, जो न केवल शरीर को सशक्त बनाती है बल्कि मानसिक तनाव को भी दूर करती है। इसे "भारतीय जिनसेंग" भी कहा जाता है, जो इसकी पुनर्स्थापनात्मक (restorative) क्षमता को दर्शाता है।

संस्कृत श्लोक:
"अश्वगन्धा बलादाय जीवनीं कुरुते सदा।
शरीरं स्थिरतां याति मनश्च प्रसन्नताम्।।"

(अश्वगंधा सदा बल प्रदान करती है, शरीर को स्थिरता देती है और मन को प्रसन्न रखती है।)

अश्वगंधा और इसकी महत्ता

अश्वगंधा (Withania somnifera) का अर्थ होता है "अश्व के समान गंध"। यह केवल नाम तक सीमित नहीं है, बल्कि यह शरीर को घोड़े की तरह ऊर्जा देने में सक्षम है। आयुर्वेद में इसे "रसायन" (Rejuvenator) की श्रेणी में रखा गया है, जो दीर्घायु, बल और ओज को बढ़ाता है।

तनाव और मानसिक शांति

आज के आधुनिक जीवन में तनाव एक महामारी की तरह फैल रहा है। तनाव का प्रभाव केवल मानसिक नहीं, बल्कि शारीरिक भी होता है–यह हृदय, पाचन तंत्र और प्रतिरक्षा प्रणाली को प्रभावित करता है। अश्वगंधा का नियमित सेवन कोर्टिसोल (तनाव हार्मोन) को नियंत्रित करता है, जिससे व्यक्ति तनावमुक्त रहता है।

आयुर्वेद में कहा गया है:
"सर्वे रोगाः मनसो जाताः" – अर्थात सभी रोगों की उत्पत्ति मन से होती है।

आधुनिक शोधों में यह पाया गया है कि अश्वगंधा:

- कोर्टिसोल के स्तर को 30% तक कम कर सकती है।
- डिप्रेशन और एंग्जायटी के लक्षणों को 50% तक घटा सकती है।
- मस्तिष्क की न्यूरॉन्स को पुनर्जीवित कर, याददाश्त और ध्यान केंद्रित करने की क्षमता को बढ़ाती है।

ऊर्जा और सहनशक्ति बढ़ाने में सहायक

पुराने समय में योद्धा युद्ध से पहले अश्वगंधा का सेवन करते थे ताकि उनकी शारीरिक और मानसिक शक्ति बढ़े। आज के युग में एथलीट्स और फिटनेस प्रेमी इसे अपनी दिनचर्या में शामिल कर रहे हैं।

एक अध्ययन के अनुसार:

अश्वगंधा के सेवन से मांसपेशियों की शक्ति में 20-25% की वृद्धि देखी गई।

यह शरीर की ऑक्सीजन उपयोग करने की क्षमता (VO2 max) को बढ़ाता है, जिससे सहनशक्ति अधिक समय तक बनी रहती है।

रोग प्रतिरोधक क्षमता और लंबी आयु

अश्वगंधा को शरीर के 'जीवनी शक्ति' को बनाए रखने के लिए जाना जाता है। यह न केवल रोगों से बचाव करता है, बल्कि टी-कोशिकाओं (T-Cells) और नेचुरल किलर सेल्स (NK Cells) को बढ़ाकर प्रतिरक्षा प्रणाली को मजबूत करता है।

शास्त्रों में कहा गया है:
"दीर्घायुष्यमारोग्यम् बलं वीर्यं च वर्धयेत्।"

(अश्वगंधा दीर्घायु, आरोग्य, बल और वीर्य को बढ़ाती है।)
अश्वगंधा: आधुनिक विज्ञान और आयुर्वेद का संगम

आधुनिक विज्ञानः

एनसीबीआई (NCBI) की एक रिपोर्ट के अनुसार, अश्वगंधा मानसिक तनाव को 44% तक कम कर सकता है।

यह ब्लड शुगर को 12-15% तक नियंत्रित कर सकता है।

आयुर्वेद के अनुसारः

अश्वगंधा वात और कफ दोष को संतुलित करता है।
यह शरीर में ओज (ऊर्जा) को बढ़ाता है और मन को शांति देता है।

तुलसी: इम्यूनिटी बढ़ाने वाली प्राकृतिक औषधि

भारतीय संस्कृति में तुलसी केवल एक पौधा नहीं, बल्कि एक दिव्य औषधि और आरोग्य का प्रतीक है। इसे "संजीवनी बूटी" कहा जाता है, जो शरीर की रोग प्रतिरोधक क्षमता (इम्यूनिटी) को बढ़ाने में अत्यंत प्रभावी है। तुलसी न केवल आध्यात्मिक दृष्टि से पूजनीय है, बल्कि वैज्ञानिक रूप से भी यह एक शक्तिशाली एंटीऑक्सीडेंट, एंटीवायरल और एंटीबैक्टीरियल जड़ी-बूटी है।

संस्कृत श्लोक:
"तुलसी पातु नो नित्यं सर्वरोग निवारिणी।
सुखसंपत्तिकारिण्यः काल मृत्यु विनाशिनी।।"

(तुलसी हमें नित्यरूप से सभी रोगों से बचाती है, सुख-समृद्धि देती है और अकाल मृत्यु को रोकती है।)

तुलसी: रोग प्रतिरोधक क्षमता का प्राकृतिक कवच

आज के दौर में जब वायरल संक्रमण और बीमारियों का खतरा बढ़ रहा है, तब तुलसी एक अमृत के समान सिद्ध हो सकती है। आधुनिक विज्ञान भी तुलसी के इम्यूनिटी बूस्टर गुणों की पुष्टि करता है।

- एक शोध के अनुसार, तुलसी के नियमित सेवन से शरीर में इम्यून सेल्स (T-Cells और B-Cells) की संख्या 30% तक बढ़ सकती है, जिससे संक्रमण से लड़ने की शक्ति बढ़ती है।
- तुलसी कोर्टिसोल हार्मोन को नियंत्रित कर तनाव को कम करती है, जिससे इम्यून सिस्टम मजबूत बना रहता है।

आयुर्वेद में कहा गया है:
"सर्वे रोगा मनसः प्रभवन्ति" – अर्थात सभी रोगों की उत्पत्ति मन से होती है।

तुलसी मानसिक तनाव को कम करके शरीर को स्वस्थ रखने में सहायता करती है।

तुलसी: एक प्राकृतिक एंटीबायोटिक

तुलसी में एंटीबायोटिक और एंटीवायरल गुण होते हैं, जो बैक्टीरिया और वायरस के संक्रमण से बचाव करते हैं।

नेशनल इंस्टीट्यूट ऑफ हेल्थ (NIH) के अनुसार, तुलसी के अर्क में 30 से अधिक एंटी-बैक्टीरियल तत्व पाए जाते हैं, जो हानिकारक बैक्टीरिया को नष्ट कर सकते हैं।

तुलसी का सेवन श्वसन तंत्र (Respiratory System) को मजबूत बनाता है, जिससे अस्थमा, सर्दी-खांसी और ब्रोंकाइटिस जैसी समस्याओं में राहत मिलती है।

संस्कृत श्लोक:
"तुलस्या रक्षिता नित्यं सर्वव्याधिविनाशिनी।
सुखाय जीवनं यस्याः सा देवी तुलसी सदा।।"

(जो व्यक्ति तुलसी का सेवन करता है, वह सभी रोगों से सुरक्षित रहता है और उसका जीवन सुखमय बनता है।)

तुलसी: हृदय और मधुमेह के लिए वरदान

तुलसी केवल इम्यूनिटी ही नहीं बढ़ाती, बल्कि यह हृदय और मधुमेह रोगियों के लिए भी लाभदायक है।

एक अध्ययन में पाया गया कि तुलसी ब्लड शुगर को 20% तक कम कर सकती है, जिससे मधुमेह रोगियों को फायदा होता है।

तुलसी कोलेस्ट्रॉल को नियंत्रित करती है और हृदय की धमनियों को साफ रखती है, जिससे हृदय रोगों का खतरा कम होता है।

तुलसी और ऑक्सीजन का चमत्कार

तुलसी एकमात्र ऐसा पौधा है जो दिन और रात दोनों समय ऑक्सीजन छोड़ता है। यह न केवल वायु को शुद्ध करती है बल्कि मानसिक शांति भी प्रदान करती है।

महाभारत में वर्णन मिलता है:
"यस्य गृहे तुलसी नास्ति तस्य गृहे न निवासः।"

(जिस घर में तुलसी नहीं, वहां निवास करना उचित नहीं।)

तुलसी का आध्यात्मिक और वैज्ञानिक महत्व

तुलसी को भारतीय घरों में पूजा जाता है क्योंकि यह न केवल आध्यात्मिक शक्ति देती है, बल्कि वातावरण को भी शुद्ध करती है।

वैज्ञानिक अध्ययन बताते हैं कि तुलसी के पत्तों में यूजेनॉल (Eugenol), सिट्राल (Citral), और लिनालूल (Linalool) जैसे तत्व होते हैं, जो शरीर को डिटॉक्स करते हैं।
यह मस्तिष्क के न्यूरोट्रांसमिटर्स को संतुलित कर अवसाद (Depression) और चिंता (Anxiety) को कम करती है।

गिलोय: अमृत तुल्य औषधि, संजीवनी का रहस्य

प्राचीन भारतीय ग्रंथों में गिलोय को "अमृत" और "संजीवनी" के रूप में वर्णित किया गया है। यह केवल एक जड़ी-बूटी नहीं, बल्कि एक जीवनदायी औषधि है, जो शरीर की रोग प्रतिरोधक क्षमता को बढ़ाने, बुखार को नियंत्रित करने, पाचन तंत्र को सुधारने और कई घातक बीमारियों से लड़ने में सहायक है। आधुनिक विज्ञान भी इसके चमत्कारी गुणों को स्वीकार कर चुका है।

संस्कृत श्लोक:
"गुडूची चन्द्रिका रक्तपित्तज्वरनाशिनी।
अमृता सर्वसत्त्वानां जीवनायोपकल्पते।।"

(गिलोय चंद्रमा के समान शीतलता प्रदान करती है, रक्त विकार और ज्वर को नष्ट करती है, तथा सभी प्राणियों के जीवन के लिए अमृत के समान है।)

गिलोय: अमृत क्यों?

महाभारत में वर्णन है कि जब समुद्र मंथन से अमृत निकला, तो कुछ बूंदें पृथ्वी पर गिरीं, और वहीं से गिलोय का जन्म हुआ। इसी कारण इसे "अमृता" कहा जाता है।

गिलोय की बेल सूखने के बाद भी पुनर्जीवित हो सकती है, इसलिए इसे "संजीवनी" कहा गया है।
यह शरीर को प्राकृतिक रूप से डिटॉक्स करती है और रक्त को शुद्ध करती है।

इम्यूनिटी बूस्टर: रोग प्रतिरोधक शक्ति का कवच

आज के समय में जब वायरल संक्रमण और बीमारियों का खतरा बढ़ गया है, गिलोय एक रामबाण औषधि साबित हो सकती है।

वैज्ञानिक शोध के अनुसार:

☐ गिलोय सफेद रक्त कोशिकाओं (WBC) की संख्या 30% तक बढ़ाती है, जिससे शरीर संक्रमण से बेहतर तरीके से लड़ सकता है।
☐ एंटीऑक्सीडेंट्स की अधिकता के कारण यह शरीर में फ्री रेडिकल्स को नष्ट करती है, जिससे कैंसर जैसी बीमारियों का खतरा कम होता है।
☐ गिलोय में पाए जाने वाले टिनोस्पोराइड (Tinosporide) और टिनोस्पोरिन (Tinosporin) तत्व एंटी-वायरल और एंटी-बैक्टीरियल प्रभाव डालते हैं।

आयुर्वेद में कहा गया है:
"व्याधिनाशिनि गिलोय, सर्वरोग विनाशिनी।"

(गिलोय सभी प्रकार के रोगों को नष्ट करने वाली औषधि है।)

डेंगू, मलेरिया और टाइफाइड में रामबाण

गिलोय बुखार को जड़ से खत्म करने में सक्षम है। डेंगू, मलेरिया और टाइफाइड जैसे बुखार में यह प्लेटलेट्स की संख्या को बढ़ाकर रोग प्रतिरोधक क्षमता को मजबूत करती है।

एक अध्ययन के अनुसार, गिलोय के सेवन से प्लेटलेट्स की संख्या 35% तक बढ़ सकती है, जिससे डेंगू और अन्य वायरल बुखार में लाभ होता है।
यह शरीर में इन्फ्लेमेशन को कम करता है, जिससे ऑटोइम्यून डिजीज में भी लाभकारी होता है।

संस्कृत श्लोक:
"गुडूची सततं सेवनं, रोगाणां परमौषधम्।"

मधुमेह और हृदय रोग में लाभकारी
गिलोय शरीर में इंसुलिन के स्तर को संतुलित कर मधुमेह को नियंत्रित करने में मदद करती है।

अमेरिकन डायबिटीज एसोसिएशन की रिपोर्ट के अनुसार, गिलोय ब्लड शुगर लेवल को 20-25% तक कम कर सकती है।
गिलोय हृदय की धमनियों में कोलेस्ट्रॉल जमने से रोकती है, जिससे हार्ट अटैक का खतरा कम होता है।

मस्तिष्क के लिए संजीवनी

गिलोय केवल शरीर ही नहीं, बल्कि मस्तिष्क के लिए भी एक अद्भुत औषधि है। यह स्मरण शक्ति, एकाग्रता और न्यूरोट्रांसमिटर्स को संतुलित करने में मदद करती है।

गिलोय मस्तिष्क में सेरोटोनिन और डोपामिन हार्मोन को संतुलित कर अवसाद (Depression) और चिंता (Anxiety) को कम करती है। यह मस्तिष्क की न्यूरॉन्स को पुनर्जीवित करती है, जिससे याददाश्त और मानसिक स्पष्टता बढ़ती है।

संस्कृत श्लोक:
"गुडूची सदा सेवनं, मति मेधाविवर्धनी।"

(गिलोय का सेवन करने से बुद्धि और मेधा शक्ति बढ़ती है।)

शरीर को डिटॉक्स करने की शक्ति

गिलोय शरीर में एक प्राकृतिक डिटॉक्सिफायर के रूप में कार्य करती है। यह लीवर और किडनी को स्वस्थ रखती है, जिससे शरीर के विषैले तत्व बाहर निकल जाते हैं।

गिलोय का सेवन लिवर एंजाइम्स को 25% तक बढ़ा सकता है, जिससे हेपेटाइटिस और फैटी लिवर जैसी समस्याओं में लाभ होता है।
यह रक्त को शुद्ध करती है और त्वचा रोगों को दूर करती है।

ब्राह्मी: दिमागी शक्ति और एकाग्रता बढ़ाने की जड़ी-बूटी

यदि मस्तिष्क को तेज करने और एकाग्रता बढ़ाने की कोई जड़ी-बूटी खोजी जाए, तो ब्राह्मी का नाम सबसे पहले लिया जाएगा। इसे "मस्तिष्क का अमृत" कहा जाता है, जो स्मरण शक्ति, मानसिक स्पष्टता और तनाव को कम करने में सहायक है। प्राचीन आयुर्वेद से लेकर आधुनिक विज्ञान तक, ब्राह्मी की शक्ति को हर स्तर पर स्वीकार किया गया है।

संस्कृत श्लोक:
"मति स्मृति प्रबोधाय, ब्राह्मी रसायनी परा।
बुद्धिवर्धिनि संजीवनि, सर्वरोग विनाशिनी।।"

(ब्राह्मी बुद्धि, स्मृति और प्रबोधन को बढ़ाने वाली श्रेष्ठ औषधि है। यह संजीवनी के समान है और अनेक रोगों का नाश करती है।)

ब्राह्मी का वैज्ञानिक एवं आध्यात्मिक महत्व

ब्राह्मी को इस नाम से पुकारे जाने का एक कारण यह भी है कि यह "ब्रह्म" यानी परमशक्ति से जुड़ी हुई है। इसे लेने से मस्तिष्क में शांति और स्पष्टता आती है, जिससे ध्यान और साधना करने में सहायता मिलती है।

यह मन को शांत और संतुलित रखती है, जिससे ध्यान केंद्रित करने में मदद मिलती है।
योग और साधना करने वाले ऋषि-मुनि ब्राह्मी का सेवन करते थे, क्योंकि यह मानसिक शक्ति को कई गुना बढ़ा देती है।

ब्राह्मी: एक प्राकृतिक न्यूरोटॉनिक

ब्राह्मी को "न्यूरोटॉनिक" कहा जाता है क्योंकि यह मस्तिष्क की कोशिकाओं को पुनर्जीवित कर उन्हें अधिक सक्रिय बनाती है।

एक शोध के अनुसार, ब्राह्मी का सेवन 50% तक याददाश्त और स्मरण शक्ति को बढ़ा सकता है।
यह न्यूरॉन्स की कार्यक्षमता में वृद्धि कर अल्जाइमर और डिमेंशिया जैसी बीमारियों से बचाव करती है।

विद्यार्थियों के लिए अमृत समान

आधुनिक युग में बच्चों और युवाओं में एकाग्रता की कमी और याददाश्त कमजोर होना एक आम समस्या बन गई है। ब्राह्मी इसका एक आदर्श समाधान है।

संस्कृत श्लोक:
"ब्राह्मी बाल्ये न सेविता, वृद्धावस्था बहु व्यथा।
स्मरणं नास्ति यस्यैव, सः मूर्खः कथ्यते बुधैः।।"

(जो व्यक्ति बचपन में ब्राह्मी का सेवन नहीं करता, उसे वृद्धावस्था में मानसिक कष्ट उठाने पड़ते हैं। जिसकी स्मरण शक्ति नहीं, वह मूर्ख कहलाता है।)

एक अध्ययन के अनुसार, ब्राह्मी का 12 सप्ताह तक सेवन करने से एकाग्रता स्तर में 40% तक सुधार देखा गया।
यह दिमाग को शांत और केंद्रित रखती है, जिससे परीक्षा और प्रतियोगी परीक्षाओं में सफलता की संभावना बढ़ जाती है।

तनाव और चिंता का अंत

आधुनिक जीवनशैली में मानसिक तनाव और चिंता (Anxiety) एक आम समस्या बन चुकी है। ब्राह्मी इन समस्याओं को जड़ से समाप्त करने की शक्ति रखती है।

ब्राह्मी कोर्टिसोल (Cortisol) हार्मोन को नियंत्रित करती है, जो तनाव का मुख्य कारण है।

यह डोपामिन और सेरोटोनिन हार्मोन को संतुलित कर अवसाद (Depression) और चिंता को कम करती है।

मस्तिष्क के लिए ब्राह्मी का जादुई प्रभाव

1. स्मरण शक्ति में वृद्धिः

ब्राह्मी न्यूरॉन्स के आपसी संचार को 60% तक तेज कर सकती है, जिससे स्मरण शक्ति तीव्र होती है।

2. मानसिक थकान से मुक्तिः

जो लोग लगातार मानसिक श्रम (जैसे–कंप्यूटर वर्क, पढ़ाई, रिसर्च) करते हैं, उनके लिए ब्राह्मी मानसिक ताजगी बनाए रखने में सहायक है।

3. अल्जाइमर और डिमेंशिया से बचावः

ब्राह्मी में "बैकोसाइड" (Bacosides) नामक तत्व पाए जाते हैं, जो मस्तिष्क की कोशिकाओं को पुनर्जीवित करने का कार्य करते हैं।

रक्त परिसंचरण और ऑक्सीजन सप्लाई में वृद्धि

मस्तिष्क का सही प्रकार से कार्य करने के लिए आवश्यक है कि उसमें पर्याप्त मात्रा में ऑक्सीजन और पोषण पहुंचे।

ब्राह्मी मस्तिष्क में रक्त परिसंचरण को 30% तक बढ़ा सकती है, जिससे मानसिक क्षमता में वृद्धि होती है।
यह एंटीऑक्सीडेंट्स से भरपूर होती है, जिससे मस्तिष्क की कोशिकाएं स्वस्थ रहती हैं।

ब्राह्मी का आध्यात्मिक प्रभाव

संस्कृत ग्रंथों में ब्राह्मी को "ऋषियों की जड़ी-बूटी" कहा गया है, क्योंकि यह ध्यान और साधना में मदद करती है।

जो साधक और योगी ध्यान साधना में गहरे उतरना चाहते हैं, उनके लिए ब्राह्मी एक दिव्य औषधि है।
यह "अजपा जाप" को स्वाभाविक रूप से बढ़ाने में सहायक होती है, जिससे व्यक्ति आध्यात्मिक ऊँचाइयों को छू सकता है।

संस्कृत श्लोक:
"ध्यानं च ब्राह्ममात्रेण, मुक्तिः स्यात् हि जन्मनि।"

(केवल ब्राह्मी के प्रभाव से ध्यान में गहराई आती है और आत्मज्ञान की प्राप्ति होती है।)

- ब्राह्मी के सेवन का सही तरीका
- ब्राह्मी का ताज़ा रस (10-20ml) सुबह खाली पेट लें।
- ब्राह्मी चूर्ण (1-2 ग्राम) शहद या दूध के साथ लें।
- ब्राह्मी घृत (गाय के घी में निर्मित) का सेवन करने से अधिक लाभ मिलता है।

आंवला: विटामिन सी का प्राकृतिक स्रोत और इसके अद्भुत फायदे

भारतीय आयुर्वेद में आंवला को एक दिव्य औषधि माना गया है। इसे "धात्री फल" कहा जाता है, जिसका अर्थ है "मां के समान पोषण देने वाला फल"। आंवला अपने प्रचुर विटामिन c, एंटीऑक्सीडेंट और औषधीय गुणों के कारण शरीर की रोग प्रतिरोधक क्षमता बढ़ाने में अत्यधिक प्रभावी है।

संस्कृत श्लोक:
"अमृतं धात्रीफलं च, रसायनं परं स्मृतम्।
सर्वरोगहरं नित्यं, आयुष्यं बलवर्धनम्।।"

(आंवला अमृत तुल्य है, यह सर्वश्रेष्ठ रसायन है, जो सभी रोगों को हरता है, आयु बढ़ाता है और शरीर को बलवान बनाता है।)

विटामिन c का राजा: आंवला

100 ग्राम आंवले में लगभग 600-700 mg विटामिन c पाया जाता है, जो संतरे से 20 गुना अधिक है।
यह पानी में घुलनशील विटामिन c प्रदान करता है, जिससे शरीर में इसका अवशोषण अधिक होता है।
एक ताजा आंवला खाने से पूरे दिन की विटामिन c की जरूरत पूरी हो जाती है।

आंवला: रोग प्रतिरोधक क्षमता (इम्यूनिटी) का सबसे बड़ा स्रोत

आज के युग में, जहां वायरस और बैक्टीरिया तेजी से फैल रहे हैं, आंवला एक प्राकृतिक सुरक्षा कवच की तरह कार्य करता है।

आंवला सफेद रक्त कोशिकाओं (WBC) की संख्या को बढ़ाकर शरीर की रक्षा प्रणाली को मजबूत करता है।

यह फ्री-रैडिकल्स को नष्ट कर, ऑक्सीडेटिव स्ट्रेस को कम करता है, जिससे कैंसर जैसी बीमारियों से बचाव होता है।

रोगनाशक शक्तियाँ

1. सर्दी-खांसी और संक्रमण से बचाव

आंवला का नियमित सेवन श्वसन तंत्र को मजबूत बनाता है और फेफड़ों को शुद्ध करता है।

 आंवला श्वसन तंत्र की सूजन को कम करता है और अस्थमा तथा ब्रोंकाइटिस में लाभकारी है।
आयुर्वेद के अनुसार, आंवला "कफ-नाशक" है, जो बलगम को निकालकर गले को साफ करता है।

2. हृदय स्वास्थ्य के लिए अमृत

यह खराब कोलेस्ट्रॉल (LDL) को कम करता है और अच्छे कोलेस्ट्रॉल (HDL) को बढ़ाता है।
ब्लड प्रेशर को संतुलित करने में सहायक है, जिससे हृदय रोगों का खतरा 30% तक कम हो सकता है।

3. पाचन तंत्र को मजबूत बनाता है

आंवला फाइबर से भरपूर होता है, जो कब्ज, गैस और एसिडिटी की समस्या को दूर करता है।
यह पाचन एंजाइम्स को उत्तेजित करता है और आंतों को साफ रखता है।

बालों और त्वचा के लिए वरदान

आंवला को आयुर्वेद में "केशरंजन" कहा जाता है, जिसका अर्थ है "बालों को पोषण देने वाला"।

आंवला बालों की जड़ों को मजबूत करता है, जिससे बाल झड़ना कम होता है और सफेद बालों की समस्या दूर होती है।

यह कोलेजन (Collagen) उत्पादन को बढ़ाता है, जिससे त्वचा में निखार आता है और झुर्रियाँ कम होती हैं।

आंवला: एक प्राकृतिक रसायन (Rejuvenator)

आयुर्वेद में आंवले को "रसायन" कहा गया है, जो शरीर को युवा बनाए रखता है और आयु बढ़ाता है।

शरीर में टॉक्सिन्स को बाहर निकालने में सहायक है, जिससे अंगों की कार्यक्षमता बढ़ती है।
इसे नियमित रूप से लेने से शरीर की ऊर्जा बढ़ती है और थकान दूर होती है।

मानसिक स्वास्थ्य और ध्यान के लिए अमृत

संस्कृत में कहा गया है:
"आंवलेन हि योगस्य, सदा धार्यं मनः स्थितिः।।"

(आंवला ध्यान के लिए सहायक है, यह मानसिक शांति और स्थिरता प्रदान करता है।)

आंवला मानसिक तनाव को कम करता है और मूड को बेहतर बनाता है।
यह न्यूरॉन्स की कार्यक्षमता बढ़ाकर अल्जाइमर और डिमेंशिया से बचाव करता है।

शरीर में सात धातुओं को पोषण देने वाली जड़ी-बूटी

* आयुर्वेद के अनुसार, आंवला शरीर की सात धातुओं (रस, रक्त, मांस, मेद, अस्थि, मज्जा, शुक्र) को पोषण देता है।
* यह रक्त को शुद्ध करता है, जिससे त्वचा रोगों से बचाव होता है।

- हड्डियों को मजबूत करता है और गठिया जैसी बीमारियों से राहत दिलाता है।

आंवला सेवन का सही तरीका

- ताजा आंवला खाली पेट खाना सबसे लाभकारी है।
- आंवला जूस (30ml) सुबह पीने से दिनभर ताजगी बनी रहती है।
- आंवला चूर्ण (1 चम्मच) शहद या पानी के साथ लेने से रोग प्रतिरोधक क्षमता बढ़ती है।
- आंवला मुरब्बा मीठा होते हुए भी शरीर के लिए अत्यंत लाभदायक होता है।

नीम: त्वचा, खून की शुद्धता और इम्यूनिटी का प्राकृतिक रक्षक

नीम (Azadirachta indica) भारतीय उपमहाद्वीप का वह चमत्कारी वृक्ष है, जिसे "प्राकृतिक चिकित्सक" कहा जाता है। वैदिक काल से लेकर आधुनिक वैज्ञानिक शोधों तक, नीम अपनी औषधीय शक्तियों के लिए प्रसिद्ध है। चरक संहिता और सुश्रुत संहिता में इसे अनेक रोगों के नाशक के रूप में वर्णित किया गया है। आज भी यह त्वचा रोग, रक्त शुद्धि और रोग प्रतिरोधक क्षमता (इम्यूनिटी) बढ़ाने के लिए सर्वश्रेष्ठ प्राकृतिक उपायों में से एक है।

नीम का आयुर्वेदिक महत्त्व

आयुर्वेद में नीम को "सर्वरोग निवारिणी" कहा गया है। इसके गुणों को वर्णित करते हुए एक श्लोक मिलता है–

"निम्बः स्वादुकरो रूक्षः कषायतिक्तकोल्कलः।
दाहघ्नः कुष्ठनुत्काण्डूः पित्तास्रश्लेष्मपापनुत्॥"

(अर्थात: नीम स्वाद में कड़वा, रूक्ष और कसैला होता है। यह जलन, कुष्ठ, खुजली, पित्त, रक्त विकार और कफ दोष को नष्ट करने वाला है।)

त्वचा के लिए अमृत तुल्य

- नीम की पत्तियों, छाल, और तेल में एंटी-बैक्टीरियल, एंटी-फंगल और एंटी-वायरल गुण होते हैं। त्वचा की बीमारियों जैसे मुंहासे, सोरायसिस, एक्जिमा, और फोड़े-फुंसी में नीम का उपयोग अत्यंत प्रभावी होता है।
- नीम त्वचा की गहराई तक सफाई करता है, रोमछिद्रों को खोलता है और संक्रमण को रोकता है। इसके उपयोग से चेहरे की चमक बढ़ती है और झाइयां व दाग-धब्बे कम होते हैं।

खून की शुद्धता का अचूक उपाय

नीम रक्त शुद्ध करने वाला एक श्रेष्ठ उपाय माना जाता है। आधुनिक शोधों में पाया गया है कि नीम की पत्तियों में 140 से अधिक जैव-सक्रिय यौगिक (bioactive compounds) होते हैं, जो रक्त में मौजूद विषाक्त तत्वों (toxins) को बाहर निकालने में सहायक होते हैं।

"शुद्धं रक्तं जनयत्येव निबंधं न च जायते।
निम्बस्य सेवनं नित्यं सदा आरोग्यदायकम्॥"

(अर्थात: नीम के सेवन से रक्त शुद्ध होता है और शरीर में किसी भी प्रकार का अवरोध नहीं बनता। इसका नियमित सेवन स्वास्थ्य के लिए लाभकारी है।)

आधुनिक विज्ञान भी इस बात की पुष्टि करता है कि नीम के सेवन से रक्त में श्वेत रक्त कोशिकाओं (WBC) की कार्यक्षमता बढ़ती है, जिससे शरीर का डिटॉक्सीफिकेशन बेहतर होता है।

इम्यूनिटी बूस्टर: शरीर का प्राकृतिक कवच

वर्तमान समय में, जब वायरस और बैक्टीरिया तेजी से फैल रहे हैं, नीम इम्यून सिस्टम को मजबूत करने का एक बेहतरीन प्राकृतिक उपाय है। नीम में मौजूद 'निम्बिडिन' और 'निम्बिन' नामक यौगिक शरीर की प्रतिरोधक क्षमता को बढ़ाते हैं और संक्रमण से बचाव करते हैं।

"रोगाणां संहारकः सदा, देहस्य बलवर्धकः।
निम्बस्य सेवनं नित्यं, व्याधिक्षमतावर्धनम्॥"

(अर्थात: नीम रोगाणुओं का नाश करता है, शरीर की शक्ति बढ़ाता है और रोग प्रतिरोधक क्षमता को मजबूत करता है।)

विज्ञान और आंकड़ों की दृष्टि से नीम

वैज्ञानिक शोधों के अनुसार, नीम के अर्क में 70-80% तक एंटी-बैक्टीरियल प्रभाव होता है।

2020 में हुए एक अध्ययन में पाया गया कि नीम का सेवन करने वाले लोगों में वायरल संक्रमण की संभावना 40% तक कम हो जाती है।

आयुर्वेदिक औषधियों में 75% से अधिक में नीम का उपयोग किया जाता है।

नीम: एक प्रतीकात्मक दृष्टिकोण

नीम केवल एक औषधीय वृक्ष नहीं, बल्कि प्रकृति का वह संदेश है जो हमें सिखाता है कि जीवन में कितनी भी कठिनाइयाँ क्यों न हों, हमें अपने गुणों से समाज का कल्याण करना चाहिए। जिस प्रकार नीम अपने कटु स्वाद के बावजूद स्वास्थ्य का रक्षक है, उसी प्रकार सच्ची सीख और कड़वे अनुभव ही जीवन को श्रेष्ठ बनाते हैं।

हल्दीः शरीर के लिए एंटीबायोटिक का काम कैसे करती है?

भारत में हल्दी को केवल एक मसाले के रूप में नहीं, बल्कि एक दिव्य औषधि के रूप में देखा जाता है। यह पीले रंग का चमत्कारी पदार्थ सिर्फ स्वाद और रंग के लिए ही नहीं, बल्कि अपने औषधीय गुणों के कारण भी आयुर्वेद में एक महत्वपूर्ण स्थान रखता है। हल्दी का प्रमुख घटक कर्कुमिन (Curcumin) इसे एक शक्तिशाली प्राकृतिक एंटीबायोटिक बनाता है, जो शरीर को रोगों से बचाने, घाव भरने, संक्रमण रोकने और रोग प्रतिरोधक क्षमता बढ़ाने में सहायता करता है।

हल्दी का आयुर्वेदिक महत्त्व

आयुर्वेद में हल्दी को "हरिद्रा" कहा गया है और इसे त्रिदोषनाशक माना गया है, अर्थात यह वात, पित्त और कफ तीनों को संतुलित करने में सहायक होती है। प्राचीन ग्रंथों में हल्दी के गुणों को इस प्रकार वर्णित किया गया है

"हरिद्रा कृष्णरोगघ्नी पीता कुष्ठविनाशिनी।
कण्डूप्रशमनी चैव बल्या मेध्या च शोणिता॥"

(अर्थात: हल्दी कुष्ठ रोग, त्वचा रोग, खुजली और रक्त संबंधी विकारों को नष्ट करने वाली, बल और बुद्धि को बढ़ाने वाली होती है।)

हल्दीः शरीर का प्राकृतिक एंटीबायोटिक

हल्दी की एंटीबायोटिक शक्ति इसे एक प्राकृतिक रक्षा कवच बनाती है। जब शरीर में संक्रमण होता है, तो हल्दी तुरंत सक्रिय होकर बैक्टीरिया और

वायरस को नष्ट करने में सहायक होती है। यह बिना किसी साइड इफेक्ट के शरीर को भीतर और बाहर से ठीक करने में मदद करती है।

1. घाव भरने की अद्भुत क्षमता

हल्दी का उपयोग घावों और चोटों को जल्दी भरने के लिए प्राचीन काल से किया जा रहा है। इसके पीछे वैज्ञानिक कारण यह है कि हल्दी में एंटीसेप्टिक और एंटीबैक्टीरियल गुण होते हैं, जो संक्रमण को रोकते हैं और टिशू रिपेयर को तेज करते हैं।

"त्वचायाः संरक्षकः सदा, हरिद्रा रोगनाशिनी।
व्रणं शीघ्रं शमयति, न नश्यति न च दूष्यते॥"

(अर्थात: हल्दी त्वचा की रक्षक है, यह घाव को शीघ्र भरती है और उसे खराब होने से बचाती है।)

2. सर्दी-खांसी और वायरल संक्रमण में रक्षा कवच

सर्दी, खांसी, जुकाम और बुखार जैसे संक्रमणों में हल्दी का उपयोग अत्यंत प्रभावी होता है। गर्म दूध में हल्दी मिलाकर पीने से शरीर की रोग प्रतिरोधक क्षमता बढ़ती है और वायरस से लड़ने की शक्ति मिलती है।
वैज्ञानिक शोधों के अनुसार, हल्दी का नियमित सेवन करने से शरीर में इंटरल्यूकिन-6 (IL-6) और ट्यूमर नेक्रोसिस फैक्टर-α (TNF-α) जैसे इम्यून सिस्टम को मजबूत करने वाले तत्व सक्रिय हो जाते हैं।

3. पाचन तंत्र की सुरक्षा

हल्दी में पाचन को सुधारने की क्षमता होती है। यह आंतों में मौजूद हानिकारक बैक्टीरिया को खत्म करती है और अच्छे बैक्टीरिया को बढ़ावा देती है। यह गैस, अपच और एसिडिटी जैसी समस्याओं में राहत देती है।

4. हृदय रोगों से सुरक्षा

आधुनिक विज्ञान में यह सिद्ध हो चुका है कि हल्दी रक्त वाहिकाओं की सूजन को कम करती है और हृदय को स्वस्थ रखती है। इसका सेवन कोलेस्ट्रॉल को नियंत्रित करने और रक्तचाप को संतुलित करने में मदद करता है।

विज्ञान और आंकड़ों की दृष्टि से हल्दी

2017 में प्रकाशित एक शोध के अनुसार, हल्दी का नियमित सेवन करने से प्रतिरोधक कोशिकाओं (Macrophages) की संख्या में 30% तक वृद्धि देखी गई।

कर्कुमिन (Curcumin) शरीर में बैक्टीरिया के विकास को 80% तक रोकने में सक्षम पाया गया है।

एक अध्ययन में पाया गया कि हल्दी का सेवन करने वाले लोगों में संक्रमण की संभावना 40% तक कम हो जाती है।

हल्दी का एक प्रतीकात्मक दृष्टिकोण

हल्दी केवल एक औषधि नहीं, बल्कि जीवन का दर्शन भी है। जैसे हल्दी अपने तेज पीले रंग से हर चीज को प्रभावित कर देती है, वैसे ही ज्ञान और अनुभव का प्रकाश जीवन को रोशन कर देता है। हल्दी हमें सिखाती है कि सच्ची शक्ति भीतर से आती है–जब शरीर भीतर से स्वस्थ होता है, तभी वह बाहरी संघर्षों का सामना कर सकता है।

त्रिफला: आयुर्वेदिक टॉनिक जो शरीर को अंदर से साफ करे

त्रिफला, अर्थात् तीन फलों का संगम–हरड़ (हरितकी), बहेड़ा (विभीतकी) और आंवला (आमलकी)। यह केवल एक औषधि नहीं, बल्कि शरीर को संपूर्ण रूप से शुद्ध करने वाला अमृत है। त्रिफला शरीर को अंदर से शुद्ध कर, न केवल रोगों को दूर करता है बल्कि संपूर्ण स्वास्थ्य और दीर्घायु प्रदान करता है। इसे आयुर्वेद में सबसे श्रेष्ठ रसायन माना गया है, जो शरीर की प्रत्येक कोशिका को पुनर्जीवित करने की क्षमता रखता है।

त्रिफला का आयुर्वेदिक महत्त्व

आयुर्वेद के अनुसार, त्रिफला तीनों दोषों–वात, पित्त और कफ को संतुलित करने में सहायक है। इसके बारे में एक श्लोक कहा गया है–

"हरितकीं च विभीतकं आमलकं च यथोदितम्।
त्रिफलां त्रिदोषघ्नीं त्रिजीवनीम अहं भजे॥"

(अर्थात: हरड़, बहेड़ा और आंवला तीनों मिलकर त्रिदोष को नष्ट करने वाली और जीवन को दीर्घायु प्रदान करने वाली औषधि बनाते हैं।)

त्रिफला: शरीर का प्राकृतिक शुद्धिकरण तंत्र

त्रिफला शरीर को अंदर से साफ करने के लिए एक उत्तम उपाय है। यह न केवल आंतों की सफाई करता है, बल्कि रक्त, लिवर, किडनी और संपूर्ण पाचन तंत्र को शुद्ध करता है। इसे एक प्राकृतिक डिटॉक्सिफायर भी कहा जाता है।

1. आंतों की सफाई और पाचन शक्ति में वृद्धि

आयुर्वेद में कहा गया है कि स्वस्थ शरीर का आधार स्वस्थ पाचन तंत्र है। त्रिफला कब्ज को दूर करता है, आंतों की सफाई करता है और पेट की सभी गंदगियों को बाहर निकालता है।

वैज्ञानिक शोध बताते हैं कि त्रिफला आंतों में गुड बैक्टीरिया (Probiotics) को बढ़ाकर पाचन क्रिया को सुचारू बनाता है और शरीर को टॉक्सिन्स से मुक्त करता है।

"नित्यं त्रिफलया युक्तं भोजनं तु सदा शुभम्।
विषं न जायते तत्र, जीर्यते च सुखं यथा॥"

(अर्थात: जो व्यक्ति नियमित रूप से त्रिफला का सेवन करता है, उसके भोजन से कभी विष नहीं उत्पन्न होता और वह सुखपूर्वक पच जाता है।)

2. लिवर और किडनी की सफाई

त्रिफला लिवर को डिटॉक्स करता है, जिससे रक्त की अशुद्धियाँ दूर होती हैं। यह किडनी को भी शुद्ध करके यूरिनरी ट्रैक्ट इंफेक्शन (UTI) से बचाव करता है।

आधुनिक शोध बताते हैं कि त्रिफला लिवर एंजाइम्स को सक्रिय करता है और शरीर से हानिकारक टॉक्सिन्स को बाहर निकालता है।

3. रक्त को शुद्ध कर रोगों से बचाव

त्रिफला शरीर के रक्त संचार को सुधारकर रक्त की अशुद्धियों को दूर करता है और त्वचा को कांतिमान बनाता है। यह एक नेचुरल ब्लड प्यूरीफायर है, जिससे मुंहासे, फोड़े-फुंसी और अन्य त्वचा रोग समाप्त हो जाते हैं।

"त्रिफला रुधिरं शुद्धं कुरुते निश्चयं मुदा।
रक्तदोषं निहन्त्याशु, त्वचायाः सौन्दर्यं परम्॥"

(अर्थात: त्रिफला रक्त को शुद्ध करता है और त्वचा को सुंदर एवं कांतिमान बनाता है।)

4. वजन घटाने में सहायक

त्रिफला शरीर के मेटाबोलिज्म को तेज करके अतिरिक्त चर्बी को घटाने में मदद करता है। यह शरीर में जमी हुई गंदगी को निकालकर वजन घटाने में सहायक होता है।

2012 के एक वैज्ञानिक अध्ययन के अनुसार, त्रिफला का सेवन करने वाले लोगों में 20% अधिक वजन घटने की संभावना देखी गई।

5. रोग प्रतिरोधक क्षमता (इम्यूनिटी) को बढ़ाने वाला टॉनिक

त्रिफला शरीर की रोग प्रतिरोधक क्षमता को बढ़ाता है और संक्रमणों से लड़ने की ताकत देता है।

आंवला, जो त्रिफला का एक प्रमुख घटक है, विटामिन C का सबसे बड़ा प्राकृतिक स्रोत है, जिससे शरीर की इम्यूनिटी बढ़ती है और हम मौसमी बीमारियों से बचे रहते हैं।

त्रिफला का एक रूपक: नदियों की सफाई जैसा शुद्धिकरण

जैसे कोई नदी जब गंदगी से भर जाती है तो उसका पानी प्रदूषित हो जाता है और उसमें जीवन असंभव हो जाता है, वैसे ही जब शरीर में टॉक्सिन्स जमा हो जाते हैं, तो बीमारियाँ जन्म लेने लगती हैं। त्रिफला उस स्वच्छ जल की तरह है जो नदी को फिर से निर्मल बनाता है, शरीर को फिर से स्वस्थ बनाता है।

शतावरी: महिलाओं के स्वास्थ्य के लिए वरदान

"यत्र नार्यस्तु पूज्यन्ते, रमन्ते तत्र देवताः।"
(जहाँ नारी का सम्मान होता है, वहाँ देवताओं का वास होता है।)

भारतीय परंपरा में नारी शक्ति को सृजन, पोषण और संतुलन का आधार माना गया है। लेकिन बदलती जीवनशैली, मानसिक तनाव और असंतुलित आहार के कारण महिलाओं का स्वास्थ्य कई चुनौतियों का सामना कर रहा है। इन्हीं समस्याओं का समाधान है शतावरी, जिसे आयुर्वेद में महिलाओं के लिए "श्रेष्ठ रसायन" कहा गया है।

शतावरी का आयुर्वेदिक महत्त्व

आयुर्वेद में शतावरी को "स्त्रीबल प्रवर्धिनी" कहा गया है, जिसका अर्थ है महिलाओं को बल प्रदान करने वाली औषधि।

"शतावरीं हिमां धात्रीं स्त्रीणां पुष्टिवर्धिनीम्।
गर्भिणीनां बलां नित्यं वर्धयन्ती सुखप्रदाम्॥"

(अर्थात: शतावरी स्त्रियों के लिए अत्यंत पौष्टिक है, गर्भवती महिलाओं के लिए बलदायक और सुखदायी होती है।)

शतावरी: स्त्री स्वास्थ्य की संरक्षक

1. प्रजनन क्षमता को बढ़ाने में सहायक

शतावरी का नाम ही इस बात को दर्शाता है कि यह स्त्रियों के लिए कितनी उपयोगी है। संस्कृत में 'शतावरी' का अर्थ है - 'सौ पतियों को धारण करने की शक्ति रखने वाली।' यह महिलाओं की प्रजनन क्षमता को बढ़ाने में सहायक है।

वैज्ञानिक शोधों के अनुसार, शतावरी में फाइटोएस्ट्रोजेन (Phytoestrogen) पाया जाता है, जो शरीर में एस्ट्रोजन हार्मोन को संतुलित करता है और गर्भधारण की संभावनाओं को बढ़ाता है।

2. मासिक धर्म (पीरियड्स) को नियमित करने में मददगार

आजकल अनियमित पीरियड्स, पीसीओडी (PCOD) और पीसीओएस (PCOS) जैसी समस्याएँ आम हो गई हैं। शतावरी इन सभी स्थितियों में अत्यधिक लाभकारी सिद्ध होती है।

शोध बताते हैं कि शतावरी का सेवन करने से मासिक धर्म के दौरान होने वाले दर्द (Dysmenorrhea) में 60% तक कमी देखी गई।

3. गर्भावस्था और स्तनपान के दौरान अमृत समान

गर्भावस्था के दौरान महिलाओं के शरीर को अधिक पोषण और देखभाल की आवश्यकता होती है। शतावरी गर्भवती महिलाओं के लिए अत्यंत लाभकारी है क्योंकि यह गर्भाशय को मज़बूती प्रदान करती है और गर्भस्थ शिशु के विकास में सहायक होती है।

"गर्भिणीस्तन्यजननीं शतावरीं सदा पिबेत्।
पुष्टिं वर्धयते बालं, दुग्धं वर्धयते परम्॥"

(अर्थात: गर्भवती महिलाओं को शतावरी का सेवन करना चाहिए, यह शिशु को पुष्ट करती है और स्तनपान कराने वाली माताओं के दूध की मात्रा बढ़ाती है।)

4. हार्मोनल संतुलन और रजोनिवृत्ति (Menopause) में सहायक

40-50 की उम्र के बाद महिलाओं में एस्ट्रोजन हार्मोन की कमी होने लगती है, जिससे हड्डियों की कमजोरी, गर्मी की लहरें (Hot flashes), मूड स्विंग्स और अनिद्रा जैसी समस्याएँ उत्पन्न होती हैं।

शतावरी प्राकृतिक रूप से इन सभी लक्षणों को कम करके महिलाओं के शरीर को हार्मोनल संतुलन प्रदान करती है और उन्हें इस बदलाव के दौर में सहजता से आगे बढ़ने में मदद करती है।

5. इम्यूनिटी बूस्टर और ऊर्जा वर्धक

शतावरी न केवल स्त्री प्रजनन तंत्र को मज़बूत करती है, बल्कि पूरे शरीर की प्रतिरोधक क्षमता (Immunity) को भी बढ़ाती है।

एक शोध के अनुसार, शतावरी में एंटीऑक्सीडेंट्स और एंटी-इंफ्लेमेटरी गुण पाए जाते हैं, जो शरीर को बीमारियों से बचाने में सहायक होते हैं।

एक सुंदर रूपक: नारी और शतावरी

अगर महिला को एक वटवृक्ष (बनयान ट्री) माना जाए, तो शतावरी उसकी जड़ों की तरह है, जो उसे पोषण, शक्ति और संतुलन प्रदान करती है। जिस तरह वटवृक्ष अपनी जड़ों से जल और पोषक तत्व खींचकर सदियों तक हरा-भरा रहता है, उसी प्रकार शतावरी महिला के शरीर को आंतरिक मज़बूती और दीर्घायु प्रदान करती है।

वैज्ञानिक शोध और आंकड़े

प्रजनन स्वास्थ्य: एक अध्ययन में पाया गया कि शतावरी का सेवन करने वाली 75% महिलाओं में प्रजनन क्षमता में सुधार देखा गया।

मासिक धर्म संतुलन: शोध में यह सिद्ध हुआ कि PCOS की समस्या से जूझ रही 60% महिलाओं को शतावरी के सेवन से राहत मिली।

रजोनिवृत्ति: वैज्ञानिक रिसर्च के अनुसार, रजोनिवृत्ति के दौरान शतावरी का सेवन करने से 80% महिलाओं में हड्डियों की मजबूती बढ़ी।

लौंग और काली मिर्च: छोटे मसाले, बड़े आयुर्वेदिक लाभ

"अन्नं परब्रह्मस्वरूपं, तस्मिन् यद् यत् निक्षिप्यते तत् तस्यैव भावाय कल्पते॥"
(अर्थात: भोजन ब्रह्म के समान है, उसमें जो भी डाला जाता है, वह हमारे शरीर और मन को वैसा ही बनाता है।)

भारतीय रसोई में मौजूद मसाले केवल स्वाद बढ़ाने के लिए नहीं, बल्कि औषधीय गुणों की खान हैं। इनमें से दो छोटे लेकिन अत्यंत शक्तिशाली मसाले हैं – लौंग (Clove) और काली मिर्च (Black Pepper)। ये दोनों न केवल हमारे व्यंजनों में तीखापन और सुगंध जोड़ते हैं, बल्कि आयुर्वेद में इनका विशेष स्थान है।

लौंग: छोटी लेकिन शक्तिशाली औषधि

लौंग को संस्कृत में "देवकुसुम" कहा जाता है, जिसका अर्थ है "देवताओं का फूल"। यह मसाला दिखने में भले ही छोटा हो, लेकिन इसके औषधीय गुण विशाल हैं।

1. पाचन शक्ति को बढ़ाने वाली जड़ी-बूटी

"अग्निसंधीपनी लौंग, जीर्ण भोजनं निवारयेत्।"
(अर्थात: लौंग अग्नि (पाचन शक्ति) को बढ़ाती है और अपच को दूर करती है।)

लौंग का उपयोग अम्लता (Acidity), अपच (Indigestion) और गैस (Bloating) जैसी समस्याओं को दूर करने के लिए किया जाता है।

2. दांत दर्द का अचूक इलाज

लौंग में यूजेनॉल (Eugenol) नामक यौगिक पाया जाता है, जो एक प्राकृतिक एनेस्थेटिक की तरह काम करता है। यह दांत दर्द में तुरंत राहत प्रदान करता है।

एक शोध के अनुसार, लौंग का तेल 70% तक दंत संक्रमण को रोकने में सहायक होता है।

3. इम्यूनिटी बढ़ाने में सहायक

लौंग एंटीऑक्सीडेंट्स से भरपूर होती है, जिससे यह शरीर की प्रतिरोधक क्षमता (Immunity) को बढ़ाने में मदद करती है।

4. सांस की बीमारियों में लाभदायक

"कंठगातार्तिहन्तारं लवंगं सदा स्मरेत्।"
(अर्थात: लौंग गले की समस्याओं को दूर करती है।)

पुराने जमाने में गायक और वक्ता लौंग को चबाकर गले की खराश और स्वर को मधुर बनाए रखते थे।

काली मिर्च: मसालों की रानी

काली मिर्च को "मरीच" कहा जाता है, जिसका अर्थ है "सूर्य की किरणों की तरह प्रभावशाली।"

1. जठराग्नि (पाचन शक्ति) को बढ़ाने वाली औषधि

"दीपनं पाचनं चैव मरीचं रुचिवर्धनम्।"
(अर्थात: काली मिर्च भूख बढ़ाने और पाचन सुधारने वाली औषधि है।)

यह पाचन रसों (Digestive Enzymes) के स्राव को उत्तेजित करती है, जिससे भोजन का सही तरीके से पाचन होता है।

2. आयुर्वेदिक एंटीबायोटिक

काली मिर्च प्राकृतिक रूप से एंटीबैक्टीरियल और एंटीवायरल गुणों से भरपूर होती है, जो शरीर को संक्रमण से बचाती है।

3. मोटापा घटाने में सहायक

काली मिर्च में पाया जाने वाला पाइपरिन (Piperine) वसा (Fat) को कम करने में मदद करता है।

एक अध्ययन के अनुसार, नियमित रूप से काली मिर्च का सेवन करने से 15% अधिक कैलोरी बर्न होती है।

4. डिप्रेशन और मानसिक स्वास्थ्य में लाभदायक

काली मिर्च में सिरोटोनिन और डोपामाइन को बढ़ाने की क्षमता होती है, जिससे यह मानसिक तनाव और डिप्रेशन को कम करने में मदद करती है।

लौंग और काली मिर्च: एक चमत्कारी संयोजन

अगर लौंग को "आयुर्वेदिक कवच" कहा जाए और काली मिर्च को "रोग नाशिनी शक्ति", तो यह गलत नहीं होगा। ये दोनों मसाले मिलकर शरीर को कई तरह की बीमारियों से बचाने में मदद करते हैं।

एक सुंदर रूपक: लौंग और काली मिर्च - शरीर की सुरक्षा दीवार

यदि हमारा शरीर एक किला (Fort) है, तो लौंग उसकी रक्षा के लिए लगा द्वारपाल (Gatekeeper) है, जो बाहरी संक्रमण को रोकता है। वहीं, काली मिर्च वह सैनिक (Warrior) है, जो अंदर से शरीर को मजबूत बनाकर रोगों से लड़ने की शक्ति देता है।

वैज्ञानिक शोध और आंकड़े

लौंग: एक अध्ययन में पाया गया कि लौंग के तेल में मौजूद यूजेनॉल 80% तक बैक्टीरिया को नष्ट करने में सक्षम है।

काली मिर्च: रिसर्च के अनुसार, काली मिर्च का सेवन करने वाले लोगों में संक्रमण की संभावना 50% तक कम होती है।

इम्यूनिटी: लौंग और काली मिर्च मिलाकर सेवन करने से शरीर की रोग प्रतिरोधक क्षमता 60% तक बढ़ सकती है।

भाग 5
आयुर्वेदिक जीवनशैली और विशेष उपचार
41-50

कैसे बनाएं आयुर्वेद को अपनी दिनचर्या का हिस्सा?

"हित्वा प्रियाप्रियं धीरः समदुःखसुखः स्वचः।
ध्याननिष्ठः सततं यः स मुक्तो नात्र संशयः॥"

(जो व्यक्ति प्रिय और अप्रिय को छोड़कर, सुख और दुख में समभाव रखते हुए स्वच्छता एवं ध्यान में स्थित रहता है, वह निःसंदेह मुक्त हो जाता है।)

आयुर्वेद केवल चिकित्सा पद्धति नहीं, बल्कि जीवन जीने की एक कला है। यह हमारे शरीर, मन और आत्मा के संतुलन को बनाए रखने का विज्ञान है। जब हम आयुर्वेद को अपनी दिनचर्या में सम्मिलित करते हैं, तो यह न केवल हमें रोगों से बचाता है, बल्कि संपूर्ण स्वास्थ्य एवं आंतरिक शांति भी प्रदान करता है।

1. प्रातःकालीन दिनचर्या: दिन की शुभ शुरुआत

"ब्राह्मे मुहूर्ते उत्तिष्ठेत् स्वास्थ्यं धर्मार्थसाधनम्।"
(प्रातः ब्रह्म मुहूर्त में उठना स्वास्थ्य एवं धर्म-कर्म के लिए लाभकारी होता है।)

सूर्योदय से पूर्व उठें, क्योंकि यह समय वात दोष के प्रभाव में होता है, जो शरीर को ऊर्जावान बनाता है।

जागते ही तांबे के पात्र में रखा जल पिएं, यह शरीर को डिटॉक्स करता है।

जिव्हा पर जमी हुई विषैली परत को हटाने के लिए जिव्हा निर्लेखन (टंग स्क्रैपर) का प्रयोग करें।

तिल का तेल मुंह में भरकर कुल्ला (गंडूष) करें, जिससे दांत और मसूड़े मजबूत होते हैं।
शरीर की मालिश (अभ्यंग) करें, यह रक्त संचार को बढ़ाता है और मांसपेशियों को पोषण देता है।

2. भोजन: संतुलित और सात्त्विक आहार

"आहारसंयमं यस्य सर्वरोगेषु औषधम्।"
(आहार का संयम ही सभी रोगों की औषधि है।)

दिन का मुख्य भोजन दोपहर में करें, जब पाचन अग्नि प्रबल होती है।

भोजन करने से पहले भगवान एवं अग्नि को अर्पण करें, जिससे आहार में सकारात्मक ऊर्जा आती है।

मौसमी और स्थानीय खाद्य पदार्थों का सेवन करें, जो प्रकृति के अनुरूप संतुलन बनाए रखते हैं।

त्रयो दोषा (वात, पित्त, कफ) के अनुसार आहार लें। उदाहरणतः यदि शरीर में पित्त बढ़ा हो तो ठंडे और मधुर रस वाले खाद्य पदार्थ जैसे दूध, घी, चावल का सेवन करें।

रात्रि भोजन हल्का और सूर्यास्त से पहले कर लें।

3. योग और ध्यान: शरीर और मन का समन्वय

"योगश्चित्तवृत्ति निरोधः।"
(योग मन की चंचलता को रोकने का साधन है।)

योग और प्राणायाम करने से शरीर और मन दोनों का संतुलन बना रहता है।

अनुलोम-विलोम और भ्रामरी प्राणायाम करने से मानसिक शांति प्राप्त होती है।

प्रतिदिन ध्यान (मेडिटेशन) करें, इससे मानसिक स्पष्टता और सकारात्मकता बनी रहती है।

4. ऋतुचर्या और दिनचर्या का पालन

"शरदोष्णं हि पथ्यं स्याद्वसन्ते मधुरं गुरु।"
(हर ऋतु में अनुकूल आहार और दिनचर्या का पालन करना आवश्यक है।)

ग्रीष्म ऋतु में ठंडे और जलयुक्त पदार्थों का सेवन करें।

शरद ऋतु में मीठे और पोषक आहार लें।

वर्षा ऋतु में तले हुए और भारी पदार्थों से बचें।

हेमंत और शिशिर ऋतु में पौष्टिक और गर्म आहार लें।

5. रात्रि दिनचर्या: शांति और विश्राम

"अर्धरात्रेऽधिगन्तव्यम् निद्रा स्वस्थ्यं सुखाय च।"
(रात्रि में गहरी निद्रा लेना स्वास्थ्य और आनंद के लिए आवश्यक है।)

सोने से पहले पैरों की तिल के तेल से मालिश करें, जिससे नींद अच्छी आती है।

तनाव मुक्त रहने के लिए सोने से पहले ध्यान करें।

इलेक्ट्रॉनिक उपकरणों से दूरी बनाएं, ताकि मेलाटोनिन हार्मोन सही मात्रा में उत्पन्न हो सके।

आयुर्वेद को अपनाने के लाभ

आयुर्वेदिक जीवनशैली अपनाने से हृदय रोग, मधुमेह, और मोटापे जैसी बीमारियों से बचाव होता है।

Journal of Ayurveda and Integrative Medicine के अनुसार नियमित योग और आयुर्वेदिक आहार का पालन करने वाले लोगों में तनाव 40% तक कम पाया गया।

आयुर्वेदिक आहार और दिनचर्या से रोग प्रतिरोधक क्षमता 60% तक बढ़ सकती है।

समाप्ति: प्रकृति के साथ सामंजस्य

"युक्ताहारविहारस्य युक्तचेष्ट्रस्य कर्मसु।
युक्तस्वप्रावबोधस्य योगो भवति दुःखहा॥"
(संयमित आहार, विहार, कर्म और निद्रा वाले व्यक्ति के लिए योग दुःखों का नाश करने वाला होता है।)

आयुर्वेद हमें यह सिखाता है कि हम प्रकृति के अनुरूप जीवन जिएं और अपनी आदतों को संतुलित रखें। जब हम इसे अपनी दिनचर्या का हिस्सा बनाते हैं, तो हमारा जीवन केवल लंबा ही नहीं, बल्कि अधिक आनंदमय और स्वस्थ भी बनता है।

सोने और जागने का सही समय: आयुर्वेद का विज्ञान

"ब्राह्मे मुहूर्ते उत्तिष्ठेत् स्वस्थार्थमायुर्वेधः।"
(स्वास्थ्य और दीर्घायु के लिए ब्रह्म मुहूर्त में जागना चाहिए।)

हमारा शरीर प्रकृति के नियमों के अनुरूप कार्य करता है। सूर्य के उदय और अस्त होने के समय के साथ हमारा शरीर भी अपना चक्र बदलता है। लेकिन आधुनिक जीवनशैली, देर रात तक जागना और सुबह देर से उठना हमारी शारीरिक और मानसिक सेहत पर गहरा असर डालते हैं। आयुर्वेद एक वैज्ञानिक दृष्टिकोण से हमें सही समय पर सोने और जागने का मार्गदर्शन देता है।

आयुर्वेद और सर्केडियन रिदम: प्रकृति के साथ तालमेल

आयुर्वेद के अनुसार, दिन और रात के विभाजन को शरीर की त्रिदोष प्रणाली (वात, पित्त, कफ) से जोड़ा जाता है। आधुनिक विज्ञान भी इस अवधारणा की पुष्टि करता है।

रात्रि 6 बजे से 10 बजे तक (कफ काल): शरीर में भारीपन बढ़ता है, यह नींद के लिए आदर्श समय होता है।

रात्रि 10 बजे से 2 बजे तक (पित्त काल): शरीर का पुनर्निर्माण और डिटॉक्सिफिकेशन इस समय होता है।

रात्रि 2 बजे से 6 बजे तक (वात काल): यह हल्कापन और ऊर्जा का समय होता है, इसलिए इस समय जागने पर मन और शरीर ताजगी से भर जाते हैं।

यदि कोई व्यक्ति इन प्राकृतिक चक्रों के विपरीत जाता है, तो स्वास्थ्य समस्याएँ उत्पन्न हो सकती हैं।

सही समय पर सोने के लाभ

"निद्रायत्तं सुखं दुःखं पुष्टिः कर्षश्च भारत।
बलं क्लैब्यं वृणश्चैव वृद्धिर्हासस्तथैव च॥"
(निद्रा से सुख-दुःख, पोषण, बल, कमजोरी, वृद्धि और ह्रास होते हैं।)

1. शरीर का डिटॉक्सिफिकेशन

रात्रि 10 से 2 बजे के बीच शरीर के विभिन्न अंग जैसे यकृत (लीवर), गुर्दे और त्वचा खुद को साफ करते हैं। इस समय यदि हम जागते रहते हैं, तो शरीर के विषाक्त तत्व बाहर नहीं निकल पाते, जिससे मोटापा, त्वचा रोग और थकान जैसी समस्याएँ उत्पन्न होती हैं।

2. हार्मोनल संतुलन

मेलाटोनिन (नींद हार्मोन) का उत्पादन रात 9 बजे के बाद शुरू होता है। यदि हम इस दौरान स्क्रीन (मोबाइल, लैपटॉप) का उपयोग करते हैं, तो यह हार्मोन प्रभावित होता है, जिससे अनिद्रा, तनाव और मानसिक असंतुलन बढ़ता है।

ग्रोथ हार्मोन (विकास के लिए आवश्यक) रात में गहरी नींद के दौरान अधिक बनता है, जिससे बच्चों की वृद्धि और वयस्कों में ऊर्जावानता बनी रहती है।

3. हृदय और मस्तिष्क की सेहत

रात में सही समय पर सोने से हृदय की धड़कन स्थिर रहती है और रक्तचाप नियंत्रित होता है। American Heart Association के अनुसार, देर रात तक जागने वाले लोगों में हृदय रोगों का खतरा 30% तक अधिक होता है।

ब्रह्म मुहूर्त में जागने के लाभ

"ब्राह्मे मुहूर्ते चोत्थाय स्मरेन्नारायणं विभुम्।"

(ब्रह्म मुहूर्त में उठकर परमात्मा का स्मरण करने से जीवन पवित्र और ऊर्जावान बनता है।)

ब्रह्म मुहूर्त, अर्थात् सूर्योदय से 1.5 घंटे पहले (लगभग 4 से 6 बजे के बीच) का समय, आयुर्वेद में सबसे पवित्र और शक्तिशाली माना जाता है।

1. मानसिक स्पष्टता और एकाग्रता

सुबह 4 से 6 बजे के बीच वात तत्व सक्रिय होता है, जो मन को हल्का, रचनात्मक और जागरूक बनाता है। इस समय पढ़ाई, ध्यान और आत्मचिंतन सबसे प्रभावी होते हैं।

2. शारीरिक ऊर्जा और पाचन

सुबह जल्दी उठने से अग्नि (पाचन शक्ति) सक्रिय होती है, जिससे दिनभर ऊर्जा बनी रहती है। जो लोग देर से उठते हैं, उनमें दिनभर सुस्ती और थकान बनी रहती है।

3. आध्यात्मिक लाभ

इस समय ध्यान, प्राणायाम और योग करने से मानसिक शांति मिलती है। प्राचीन ऋषि-मुनि इस समय का उपयोग आत्मचिंतन और मंत्र जाप के लिए करते थे।

आधुनिक अनुसंधान क्या कहता है?

Harvard Medical School के अनुसार, रात 10 बजे से पहले सोने वाले लोगों में तनाव हार्मोन (कॉर्टिसोल) का स्तर 20% तक कम होता है।

National Sleep Foundation के अनुसार, जो लोग ब्रह्म मुहूर्त में जागते हैं, उनमें उत्पादकता 40% अधिक पाई जाती है।

University of California के एक शोध में पाया गया कि देर रात तक जागने वाले लोगों में मोटापे की संभावना 55% तक अधिक होती है।

सही नींद के लिए आयुर्वेदिक उपाय

सोने से पहले करें ये कार्य

गाय के घी से तलवों की मालिश करें – इससे तनाव कम होता है और गहरी नींद आती है।
गुनगुने दूध का सेवन करें – यह मेलाटोनिन हार्मोन को बढ़ाता है और नींद की गुणवत्ता सुधारता है।
स्क्रीन टाइम से बचें – मोबाइल, टीवी और लैपटॉप की नीली रोशनी नींद को बाधित करती है।
10 बजे तक सो जाएं – आयुर्वेद के अनुसार, देर रात तक जागने से वात और पित्त असंतुलित होते हैं, जिससे शरीर में सूजन और तनाव बढ़ता है।

सुबह उठने की आदत डालने के लिए

रात को जल्दी सोने की आदत डालें और हर दिन 10-15 मिनट पहले उठने का प्रयास करें।

ब्रह्म मुहूर्त में उठने के बाद 2-3 गिलास गुनगुना पानी पिएं।
योग और प्राणायाम से दिन की शुरुआत करें।

शरीर की प्राकृतिक घड़ी और आयुर्वेद

"कालो हि परमं यत् तद् भूतानां प्रविभागकृत्।
स एव क्षपयत्याशु संधत्ते च पुनः पुनः॥"
(समय ही सबसे बड़ा नियम है, यह सृष्टि को बनाता और पुनः स्थापित करता है।)

मनुष्य का शरीर प्रकृति के नियमों के अनुसार संचालित होता है। जैसे सूर्योदय और सूर्यास्त का समय निश्चित है, वैसे ही हमारे शरीर में भी एक प्राकृतिक घड़ी (Biological Clock) होती है, जिसे सर्केडियन रिदम (Circadian Rhythm) कहा जाता है। यह घड़ी हमारे सोने-जागने, खाने-पीने और शरीर के हर कार्य को नियंत्रित करती है।

आयुर्वेद, जो हजारों वर्षों पुरानी चिकित्सा प्रणाली है, इसी जैविक घड़ी के अनुरूप जीवन जीने की सलाह देता है। यदि हम अपनी दिनचर्या को आयुर्वेद और सर्केडियन रिदम के अनुसार ढालते हैं, तो हमारा शरीर स्वस्थ और मन शांत रहता है।

बायलॉजिकल क्लॉक और त्रिदोष सिद्धांत

आयुर्वेद के अनुसार, शरीर में तीन प्रमुख दोष (वात, पित्त, कफ) होते हैं, और ये पूरे दिन के अलग-अलग समय में सक्रिय रहते हैं।

1. सुबह 4 से 6 बजे – वात काल (Brahma Muhurta)

"ब्राह्मे मुहूर्ते उत्तिष्ठेत् स्वस्थार्थमायुर्वेधः।"
(स्वास्थ्य और दीर्घायु के लिए ब्रह्म मुहूर्त में जागना चाहिए।)

इस समय शरीर हल्का और सक्रिय रहता है।
वात दोष के कारण यह ध्यान, योग और प्राणायाम के लिए सर्वोत्तम समय है।

इस समय जागने से मस्तिष्क अधिक उत्पादक और स्मरणशक्ति तेज होती है।

2. सुबह 6 से 10 बजे – कफ काल

"प्रभाते कफहो भवति मध्याह्ने तु पित्तमेव च।
सायाह्ने च वली वृद्धिर्वातस्याप्यधिकं भवेत्॥"
(सुबह कफ बढ़ता है, दोपहर में पित्त, और शाम को वात सक्रिय होता है।)

यह समय भारीपन का होता है, इसलिए शरीर को सक्रिय करने के लिए व्यायाम करना आवश्यक है।
इस समय लिया गया नाश्ता पचने में आसान और ऊर्जावान होना चाहिए।

3. 10 बजे से 2 बजे – पित्त काल (अग्रि उच्चतम स्तर पर)

इस समय पाचन शक्ति सबसे मजबूत होती है, इसलिए दोपहर का भोजन सबसे भारी और पौष्टिक होना चाहिए।
इस समय अधिक कार्य करने से ऊर्जा और उत्पादकता बनी रहती है।
आयुर्वेद के अनुसार, इस समय सूर्य की ऊर्जा सबसे अधिक होती है, जो पाचन अग्रि को तेज करता है।

4. 2 से 6 बजे – वात काल (मानसिक सक्रियता)

यह समय अध्ययन और रचनात्मक कार्यों के लिए सर्वोत्तम होता है।
दोपहर के बाद हल्का भोजन करना चाहिए ताकि पाचन सुचारू रहे।

5. 6 से 10 बजे – कफ काल (विश्राम का समय)

सूर्यास्त के बाद शरीर में कफ बढ़ता है, जिससे नींद आने लगती है।

इस समय भारी भोजन करने से पाचन कमजोर हो सकता है, इसलिए हल्का भोजन करना चाहिए।

रात 10 बजे तक सो जाना आयुर्वेद में अनिवार्य बताया गया है।

6. 10 बजे से 2 बजे – पित्त काल (शरीर की मरम्मत का समय)

इस दौरान शरीर की कोशिकाएँ खुद को पुनर्जीवित करती हैं।
लीवर, किडनी और अन्य अंग शरीर की सफाई करते हैं।
इस समय यदि हम जागते रहते हैं, तो शरीर में विषाक्त पदार्थ जमा होने लगते हैं।

7. 2 बजे से 4 बजे – वात काल (स्वप्न अवस्था)

इस समय गहरी नींद और स्वप्न अवस्था होती है।
यदि इस समय नींद में खलल पड़ता है, तो मानसिक अस्थिरता बढ़ सकती है।

आधुनिक विज्ञान और आयुर्वेद का मेल

आज विज्ञान भी इस बात को स्वीकार करता है कि हमारी प्राकृतिक घड़ी से छेड़छाड़ करने से कई बीमारियाँ हो सकती हैं।

Harvard Medical School के अनुसार, जो लोग अपनी सर्केडियन रिदम के विपरीत जीवन जीते हैं, उनमें मोटापे, मधुमेह और हृदय रोग का खतरा 40% अधिक होता है।
National Institute of Health (NIH) के शोध में पाया गया कि जो लोग देर रात तक जागते हैं, उनमें तनाव हार्मोन (कॉर्टिसोल) 30% अधिक पाया गया।

World Health Organization (WHO) ने भी बताया है कि अनियमित दिनचर्या कैंसर और मानसिक विकारों के खतरे को बढ़ा सकती है।

प्राकृतिक घड़ी को संतुलित रखने के लिए आयुर्वेदिक उपाय

1. सूर्योदय से पहले उठें

ब्रह्म मुहूर्त में जागने से शरीर का वात संतुलित रहता है और मस्तिष्क अधिक ऊर्जावान बनता है।

2. सही समय पर भोजन करें

सुबह हल्का, दोपहर में भरपूर और रात को हल्का भोजन करें।
सूर्यास्त के बाद भारी भोजन न करें, क्योंकि यह पाचन अग्नि को कमजोर करता है।

3. रात 10 बजे तक सोएं

रात में शरीर की मरम्मत का समय होता है, इसलिए सही समय पर सोना जरूरी है।

4. प्राकृतिक प्रकाश में रहें

सुबह की धूप में 15-20 मिनट बिताने से मेलाटोनिन (नींद हार्मोन) संतुलित रहता है और जैविक घड़ी सही तरीके से काम करती है।

5. डिजिटल डिटॉक्स करें

रात में मोबाइल, लैपटॉप और टीवी का कम से कम उपयोग करें। नीली रोशनी (Blue Light) जैविक घड़ी को बाधित करती है।

6. योग और ध्यान करें

प्राणायाम और योग से शरीर और मन संतुलित रहता है।

अनुलोम-विलोम और भ्रामरी प्राणायाम करने से नींद की गुणवत्ता में सुधार होता है।

बालों की ग्रोथ बढ़ाने के लिए आयुर्वेदिक तेल और उपाय

"केशसंरक्षणं कुर्याद् दोषाणां शमनं तथा।
स्वस्थे च रक्षणं कर्म तस्मात् सर्वं समाचरेत्॥"
(आयुर्वेद के अनुसार, बालों की रक्षा और दोषों का शमन करना आवश्यक है।)

घने, काले और मजबूत बाल केवल सौंदर्य का प्रतीक ही नहीं, बल्कि अच्छे स्वास्थ्य की निशानी भी हैं। आयुर्वेद के अनुसार, स्वस्थ बाल शरीर के त्रिदोष (वात, पित्त, कफ) के संतुलन और उचित पोषण पर निर्भर करते हैं। यदि ये दोष असंतुलित हो जाएँ, तो बाल झड़ने लगते हैं, सफेद होने लगते हैं या कमजोर हो जाते हैं।

आधुनिक विज्ञान भी इस बात को मानता है कि तनाव, अनुचित आहार और प्रदूषण बालों की सेहत पर गहरा असर डालते हैं। National Institute of Health (NIH) के एक अध्ययन के अनुसार, 40% लोग 35 वर्ष की उम्र तक बाल झड़ने की समस्या का सामना करने लगते हैं।

तो कैसे करें बालों की सही देखभाल? उत्तर आयुर्वेद में छिपा है।

आयुर्वेद में बालों का विज्ञान
आयुर्वेद के अनुसार, बालों का स्वास्थ्य तीन दोषों पर निर्भर करता है:

1. वात दोष:

अगर वात बढ़ जाता है, तो बाल पतले और रूखे हो जाते हैं।
इससे स्कैल्प ड्राई हो जाता है और बालों में दो-मुँहे बाल (Split Ends) होने लगते हैं।
उपाय: तिल का तेल, नारियल तेल और घी का सेवन।

2. पित्त दोष:

जब पित्त असंतुलित होता है, तो बाल समय से पहले सफेद हो सकते हैं।
स्कैल्प में जलन, डैंड्रफ और हेयर फॉल की समस्या बढ़ जाती है।
उपाय: ब्राह्मी, अमला और नीम का सेवन और तेल से मालिश।

3. कफ दोष:

अधिक कफ होने पर बाल ऑयली हो जाते हैं और रूसी (Dandruff) की
समस्या हो सकती है।
बालों की ग्रोथ धीमी हो जाती है।
उपाय: त्रिफला, शिकाकाई और ब्रिंगराज तेल का उपयोग।
आयुर्वेदिक तेल जो बालों की ग्रोथ बढ़ाते हैं
आयुर्वेद में कई प्रकार के तेल बताए गए हैं, जो बालों की ग्रोथ को बढ़ाते हैं
और उन्हें मजबूत बनाते हैं।

1. ब्रिंगराज तेल (Eclipta Alba Oil)

"केश्यं ब्रिंगराजं प्रोक्तं जीवनं पुनर्वसुं।"
(ब्रिंगराज बालों के लिए अमृत के समान है।)

यह बालों की जड़ों को पोषण देता है और उनकी ग्रोथ को तेज करता है।

अध्ययन बताते हैं कि ब्रिंगराज तेल से मालिश करने से बालों की ग्रोथ 40%
तक बढ़ सकती है।

2. नारियल तेल (Coconut Oil)

यह स्कैल्प को मॉइस्चराइज़ करता है और बालों को झड़ने से बचाता है।
इसमें लॉरिक एसिड होता है, जो बालों को मजबूत बनाता है।
यह बालों को धूप और प्रदूषण से बचाता है।

3. आंवला तेल (Amla Oil)

"त्रिफला मधुरं त्वेति केशानां पुष्टिवर्धनम्।"
(आंवला और त्रिफला बालों को पोषण देते हैं।)

आंवला में विटामिन C प्रचुर मात्रा में होता है, जो बालों की जड़ों को मजबूत करता है।

यह समय से पहले सफेदी को रोकता है और बालों को घना बनाता है।

4. तिल का तेल (Sesame Oil)

यह बालों को अंदर से पोषण देता है और उनकी ग्रोथ को बढ़ाता है।
तिल का तेल आयुर्वेद में "बालों के लिए टॉनिक" माना जाता है।
यह बालों को सूर्य की हानिकारक किरणों से बचाता है।

5. नीम तेल (Neem Oil)

यह डैंड्रफ और फंगल इन्फेक्शन को दूर करता है।
नीम तेल स्कैल्प को साफ करता है और बालों को स्वस्थ बनाता है।
बालों की ग्रोथ के लिए आयुर्वेदिक उपाय

1. सही आहार लें (Balanced Diet)

"सर्व द्रव्यं पचति जाठराग्निः।"
(पाचन अग्नि ही सभी पोषक तत्वों को शरीर में परिवर्तित करती है।)

बालों की सेहत के लिए प्रोटीन, विटामिन और खनिज आवश्यक होते हैं।
आंवला, त्रिफला, अलसी के बीज, हरी सब्जियाँ और बादाम का सेवन करें।
आयुर्वेद में आंतरिक पोषण को उतना ही महत्वपूर्ण बताया गया है जितना बाहरी उपचार को।

2. तेल मालिश करें (Scalp Massage)

"तेलाभ्यङ्गं दिने दिने।"
(रोजाना तेल मालिश करने से शरीर और बाल स्वस्थ रहते हैं।)
हफ्ते में कम से कम तीन बार तेल से मालिश करें।
ब्रिंगराज, नारियल और आंवला तेल का मिश्रण सबसे अच्छा माना जाता है।
हल्के हाथों से 10-15 मिनट तक मालिश करने से रक्त संचार बढ़ता है और बालों की जड़ों तक पोषण पहुँचता है।

3. हर्बल हेयर मास्क (Herbal Hair Mask)

मेथी और आंवला: बालों को घना और मजबूत बनाता है।
अंडा और दही: बालों को मॉइस्चराइज़ करता है और ग्रोथ बढ़ाता है।
एलोवेरा और नीम: स्कैल्प को साफ करता है और डैंड्रफ को रोकता है।

4. सही समय पर सोएं (Proper Sleep)

"निद्रा संज्ञानां मूलं।"
(अच्छी नींद संपूर्ण स्वास्थ्य का मूल है।)

रात 10 बजे से पहले सोना चाहिए, क्योंकि इस समय शरीर की मरम्मत होती है।
नींद पूरी न होने से बाल झड़ने लगते हैं और स्कैल्प कमजोर हो जाता है।

5. तनाव कम करें (Stress Management)

ध्यान (Meditation) और योग करने से मानसिक शांति मिलती है।
शोध बताते हैं कि 90% बाल झड़ने की समस्या तनाव से जुड़ी होती है।
गहरी सांस लेने और प्राणायाम करने से बालों की सेहत में सुधार होता है।

कब्ज का प्राकृतिक इलाज: बिना दवा के पेट साफ़ करने के तरीके

"रोगाः सर्वे अपि मन्दे अग्रौ"
(आयुर्वेद के अनुसार, सभी रोगों की जड़ कमजोर पाचन अग्नि है।)

क्या आपका पेट सुबह सही से साफ नहीं होता? क्या आपको दिनभर भारीपन, गैस या सुस्ती महसूस होती है? कब्ज सिर्फ एक छोटी समस्या नहीं है, बल्कि यह हमारे पूरे स्वास्थ्य को प्रभावित कर सकती है। WHO की एक रिपोर्ट के अनुसार, लगभग 22% लोग किसी न किसी समय कब्ज की समस्या से पीड़ित होते हैं।

आयुर्वेद कब्ज को "विबंध" कहता है, जो कि वात दोष के असंतुलन से उत्पन्न होता है। आधुनिक जीवनशैली, गलत खानपान और तनाव इस समस्या को बढ़ा सकते हैं। लेकिन अच्छी बात यह है कि बिना दवा के भी पेट को साफ और हल्का रखा जा सकता है। आइए जानते हैं आयुर्वेदिक और प्राकृतिक उपाय, जो कब्ज को जड़ से खत्म कर सकते हैं।

कब्ज का कारण: क्यों नहीं होता पेट साफ़?

"अतिमद्यं, अतिभोजनं, अल्पाहारं च निन्दितम्।
व्यायामाभावः च दोषाणां वृद्धिकरः स्मृतः॥"
(अत्यधिक शराब, गलत खानपान, कम भोजन और व्यायाम की कमी से दोष बढ़ते हैं।)

आयुर्वेद और आधुनिक विज्ञान दोनों मानते हैं कि कब्ज के पीछे ये मुख्य कारण होते हैं:

फाइबर (रेशा) की कमी – कम सब्जियां, फल और साबुत अनाज खाना।
कम पानी पीना – शरीर को हाइड्रेट न रखने से मल कठोर हो जाता है।

अनियमित जीवनशैली – देर रात तक जागना, गलत समय पर खाना।

अत्यधिक तनाव – मानसिक दबाव पाचन तंत्र को कमजोर कर देता है।
व्यायाम की कमी – गतिहीन जीवनशैली से आंतें सुस्त हो जाती हैं।
अत्यधिक जंक फूड और मैदा – ये खाद्य पदार्थ आंतों में चिपक जाते हैं और
मल निष्कासन कठिन बना देते हैं।

बिना दवा के पेट साफ़ करने के आयुर्वेदिक तरीके

1. त्रिफला चूर्ण: आयुर्वेद का वरदान

"त्रिफला सर्वदोषघ्नं, केशायुः बलवर्धनम्।"
(त्रिफला तीनों दोषों को संतुलित करता है और शरीर को शक्ति देता है।)

त्रिफला (हरड़, बहेड़ा, आंवला) एक अद्भुत आयुर्वेदिक औषधि है, जो न
केवल कब्ज दूर करती है, बल्कि पूरे पाचन तंत्र को सुधारती है।

उपयोग:

रात को 1 चम्मच त्रिफला चूर्ण को गुनगुने पानी के साथ लें।
इससे आंतों की सफाई होती है और कब्ज की समस्या दूर होती है।

2. गुनगुना पानी: सुबह उठते ही

"उष्णं जलं शरीराय हितं पाचकमेव च।"
(गर्म पानी शरीर को लाभकारी और पाचन के लिए उत्तम होता है।)

सुबह खाली पेट 2-3 गिलास गुनगुना पानी पीना आंतों को सक्रिय करता है
और मल को नरम बनाता है।

फायदे:
यह आंतों में संकुचन (peristalsis) बढ़ाता है।
पाचन तंत्र को प्राकृतिक रूप से साफ करता है।

3. अलसी के बीज: पेट के झाड़ू

National Library of Medicine के अनुसार, अलसी में घुलनशील और अघुलनशील दोनों तरह के फाइबर होते हैं, जो कब्ज को दूर करने में सहायक हैं।

उपयोग:
रोजाना 1 चम्मच भुने हुए अलसी के बीज चबाकर खाएं।
या इन्हें पीसकर गुनगुने पानी में मिलाकर पिएं।

4. घी और दूध: सोने से पहले अमृत

"सर्ववातहरं स्नेहम्, घृतं पित्तकफापहम्।"
(घी वात को शांत करता है और शरीर के लिए लाभकारी होता है।)

घी आंतों को चिकना करता है और मल को आसानी से बाहर निकालने में मदद करता है।

उपयोग:
रात में 1 चम्मच देसी गाय का घी गुनगुने दूध में मिलाकर पिएं।
इससे अगली सुबह पेट आसानी से साफ होगा।

5. पेट की मसाज और योग

"नित्यं योगाभ्यासेन स्वास्थ्यं प्राप्यते नरः।"
(नियमित योग से मनुष्य स्वास्थ्य प्राप्त करता है।)

नाभि के आसपास गुनगुने तिल के तेल से मालिश करें।
इससे आंतों की गतिशीलता बढ़ती है और मल निष्कासन आसान होता है।

योगासन जैसे पवनमुक्तासन, मलासन और वज्रासन कब्ज के लिए अत्यधिक लाभकारी हैं।

6. तिल और मिश्री: प्राकृतिक रेचक (Natural Laxative)

तिल में प्राकृतिक चिकनाहट होती है, जो मल को मुलायम बनाती है।

उपयोग:

1 चम्मच काले तिल और 1 चम्मच मिश्री को चबाकर खाएं।
इसे सोने से पहले गुनगुने पानी के साथ लेने से कब्ज में राहत मिलती है।

7. फाइबर युक्त आहार:

WHO के अनुसार, एक दिन में 25-30 ग्राम फाइबर लेने से कब्ज की समस्या 70% तक कम हो सकती है।

हरी सब्जियाँ: पालक, लौकी, टिंडा, करेला।
फल: पपीता, नाशपाती, अमरूद, अंजीर।
साबुत अनाज: जौ, ओट्स, मल्टीग्रेन आटा।

8. तनाव मुक्त रहें

"मनः स्वस्थं शरीरस्य मूलम्।"
(स्वस्थ मन ही स्वस्थ शरीर की कुंजी है।)

तनाव पाचन क्रिया को कमजोर करता है और कब्ज का कारण बनता है।

आयुर्वेदिक तरीके से नींद सुधारने के आसान उपाय

नींद केवल विश्राम नहीं, बल्कि पुनरुत्थान (rejuvenation) की प्रक्रिया है। जब हम सोते हैं, तो शरीर अपने ऊतकों (tissues) की मरम्मत करता है, मस्तिष्क अव्यवस्थित सूचनाओं को क्रमबद्ध करता है और ऊर्जा का पुनर्भरण करता है। आयुर्वेद में नींद (निद्रा) को त्रय उपस्तंभों (तीन आधार स्तंभ) में से एक माना गया है–आहार, निद्रा और ब्रह्मचर्य। यह कहा गया है:

"निद्रायत्तं सुखं दुःखं पुष्टिः काश्यं बलं बलं।
वृषता ज्ञानमज्ञानं जीवितं न च मृत्युताम्।।" (अष्टांग हृदय, सूत्रस्थान 1.3)

अर्थात, निद्रा सुख-दुख, बल-निर्बलता, ज्ञान-अज्ञान और यहां तक कि जीवन और मृत्यु तक को प्रभावित करती है।

नींद न आने के कारण

वात असंतुलन – अति सक्रिय मस्तिष्क, चिंता और अनियमित जीवनशैली वात दोष को बढ़ाते हैं, जिससे नींद की गुणवत्ता प्रभावित होती है।

पित्त असंतुलन – अत्यधिक सोच-विचार और तनाव पित्त बढ़ाता है, जिससे रात के समय नींद बाधित हो सकती है।

कफ असंतुलन – निष्क्रियता और भारी भोजन से कफ बढ़ता है, जिससे अत्यधिक नींद आ सकती है लेकिन ताजगी का अनुभव नहीं होता।

आयुर्वेदिक उपाय: नींद सुधारने के आसान तरीके

1. अभ्यंग (तेल मालिश) करें

"स्नेहनं स्वेदनं चैव श्लेष्मवातहरं परम्।।" (चरक संहिता)

- गर्म तेल से सिर, तलवों और कपाल पर मालिश करने से वात शांत होता है और नींद गहरी होती है।
- तिल का तेल, नारियल तेल, या ब्राह्मी तेल का उपयोग करें।
- सोने से 30 मिनट पहले पैरों के तलवों पर तेल लगाएं।

2. हर्बल दूध पिएं

- गर्म दूध में जायफल (नटमेग), अश्वगंधा, या हल्दी मिलाकर पीने से मस्तिष्क को शांति मिलती है।
- अश्वगंधा की जड़ तंत्रिका तंत्र को शांत करती है।
- जायफल का हल्का नशीला प्रभाव गहरी नींद लाने में मदद करता है।

3. सोने से पहले गर्म पानी से स्नान करें

गर्म पानी स्नान से शरीर का तापमान नियंत्रित होता है और तंत्रिका तंत्र शांत होता है, जिससे नींद जल्दी आती है।

4. त्रिफला या ब्राह्मी चूर्ण लें

"ब्रह्मीरसायनं नित्यं यः सेवनं करोति वै।
सर्वरोगविनिर्मुक्तः स गच्छति दिवं नरः।।"

ब्राह्मी मस्तिष्क की गतिविधियों को संतुलित करती है और मानसिक शांति देती है।
त्रिफला चूर्ण रात को लेने से पाचन सही रहता है और नींद की गुणवत्ता सुधरती है।

5. सही दिनचर्या (दिनचर्या और रातचर्या) अपनाएं

"कालं नातिक्रमेद्यस्तु न स रोगैः प्रपीड्यते।।"
सूर्यास्त के बाद भारी भोजन न करें।
सुबह जल्दी उठें और सूर्य के प्रकाश में कुछ समय बिताएं।

रात 10 बजे से पहले सोने का प्रयास करें।

6. प्राणायाम और ध्यान करें

अनुलोम-विलोम प्राणायाम से तंत्रिका तंत्र संतुलित होता है।
सोने से पहले 5-10 मिनट ध्यान करने से नींद जल्दी आती है।

7. सुगंधित औषधियां उपयोग करें

चंदन, लैवेंडर, और गुलाब की सुगंध शांति देती है।
तकिये पर थोड़ा सा केवड़ा या लैवेंडर तेल डाल सकते हैं।

वैज्ञानिक आधार

अध्ययनों के अनुसार, अश्वगंधा में ट्राईथिलीन ग्लाइकोल होता है, जो नींद को बढ़ावा देता है।
शोध बताते हैं कि रात में स्क्रीन टाइम कम करने से मेलाटोनिन हार्मोन का उत्पादन बढ़ता है, जिससे नींद में सुधार होता है।
नैशनल स्लीप फाउंडेशन की रिपोर्ट के अनुसार, नियमित व्यायाम करने वालों को बेहतर नींद आती है।

कैसे करें डिटॉक्स बिना उपवास के?
आयुर्वेदिक रहस्य

आधुनिक जीवनशैली, अनियमित आहार और प्रदूषण के कारण शरीर में विषाक्त पदार्थ (toxins) जमा हो जाते हैं। आयुर्वेद में इन्हें "आम" (Ama) कहा गया है। जब शरीर में आम बढ़ता है, तो यह कई बीमारियों का कारण बनता है। अधिकांश लोग डिटॉक्सिफिकेशन के लिए उपवास (फास्टिंग) को अनिवार्य मानते हैं, लेकिन आयुर्वेद में ऐसे कई रहस्य हैं जिनसे बिना उपवास के भी शरीर को शुद्ध किया जा सकता है।

"शुद्धे हि सर्वदोषाणां नाशो भवति देहिनाम्।
तस्मात्सर्वप्रयत्नेन शरीरं शुद्धयेयते।।"
(चरक संहिता)

अर्थात, शरीर की शुद्धि से सभी दोष समाप्त होते हैं, इसलिए शरीर को शुद्ध रखना ही सबसे बड़ा प्रयास होना चाहिए।

शरीर में विषाक्त पदार्थ बढ़ने के संकेत

आलस्य और थकान
मंद पाचन और कब्ज
शरीर में सूजन और भारीपन
त्वचा पर फोड़े-फुंसी या एक्ने
सिरदर्द और ध्यान केंद्रित करने में कठिनाई

यदि ये लक्षण दिखें, तो समझ लें कि शरीर को डिटॉक्स करने की जरूरत है।

आयुर्वेदिक रहस्य: बिना उपवास के डिटॉक्स के आसान तरीके

1. दिन की शुरुआत गरम पानी से करें

आयुर्वेद कहता है:
"उष्णं जलं पिबेत्सर्व पचतीति न संशयः।।"
(चरक संहिता)

सुबह उठते ही एक गिलास गुनगुना पानी पीने से शरीर में जमा आम बाहर निकलता है। इसमें नींबू, शहद या अदरक मिलाने से यह और अधिक प्रभावी हो जाता है।

2. पंचकर्म के सरल तरीके अपनाएं

पंचकर्म आयुर्वेद का शक्तिशाली डिटॉक्स सिस्टम है। बिना उपवास के भी इसके कुछ तरीके अपनाए जा सकते हैं:

अभ्यंग (तेल मालिश): शरीर में तेल से मालिश करने से टॉक्सिन्स निकलते हैं और रक्त संचार बेहतर होता है।
स्वेदन (स्टीम थेरेपी): गर्म पानी से स्नान या भाप लेने से पसीने के जरिए विषाक्त पदार्थ बाहर निकलते हैं।
त्रिफला चूर्ण: रात में एक चम्मच त्रिफला लेने से आंतें साफ होती हैं और पाचन सुधारता है।

3. आयुर्वेदिक हर्बल चाय पिएं

"दशमूलारिष्टं पानं पाचनाय हितं स्मृतम्।।"

आयुर्वेद में कुछ विशेष जड़ी-बूटियों से बनी चाय शरीर को प्राकृतिक रूप से डिटॉक्स करती है:

दालचीनी, सौंफ और अदरक की चाय
तुलसी और गिलोय का काढ़ा
नीम और ग्रीन टी

4. सात्विक और सुपाच्य आहार लें

"हिता मिता स्निग्धा च भोजनीया।।"

आयुर्वेद में कहा गया है कि शुद्ध और संतुलित आहार ही असली डिटॉक्स है। उपवास की जरूरत नहीं, बस अपने आहार में बदलाव करें:

मौसमी फल और पत्तेदार सब्जियां खाएं
ज्यादा तले-भुने और प्रोसेस्ड फूड से बचें
हल्दी, धनिया, जीरा, हींग जैसे मसालों का सेवन करें

5. दिनचर्या को प्राकृतिक बनाएं

"कालं नातिक्रमेद्यस्तु न स रोगैः प्रपीड्यते।।"

सुबह जल्दी उठें और सूर्योदय के समय 10-15 मिनट योग करें
देर रात तक जागने से बचें और कम से कम 7-8 घंटे की नींद लें
रोजाना 30 मिनट वॉक करें और कुछ हल्का व्यायाम करें

6. शरीर को हाइड्रेटेड रखें

आयुर्वेद में कहा गया है:
"अल्पं जलं पिबेत्स्निग्धं नित्यं देहं विशुद्धये।।"

दिनभर पर्याप्त मात्रा में पानी पिएं
नारियल पानी, बेल का शरबत और फलों के रस का सेवन करें

7. मानसिक डिटॉक्स भी जरूरी

शरीर के साथ मन को भी शुद्ध करना जरूरी है।
रोजाना 5-10 मिनट ध्यान (मेडिटेशन) करें
गहरी सांस लेने की प्रैक्टिस करें
मोबाइल और सोशल मीडिया का अधिक उपयोग न करें

वैज्ञानिक प्रमाण और शोध

शोध बताते हैं कि हल्दी में करक्यूमिन (Curcumin) नामक तत्व होता है, जो लिवर को डिटॉक्स करता है।

त्रिफला आंतों की सफाई करता है और कब्ज से बचाता है।

स्टडीज के अनुसार, गुनगुना पानी पीने से मेटाबॉलिज्म बढ़ता है और टॉक्सिन्स जल्दी बाहर निकलते हैं।

महिलाओं के हार्मोनल बैलेंस के लिए आयुर्वेदिक उपचार

महिलाओं का शरीर एक चमत्कारी संतुलन प्रणाली पर आधारित होता है, जिसमें हार्मोन (अर्थात अंतःस्रावी ग्रंथियों द्वारा स्रावित रस) प्रमुख भूमिका निभाते हैं। मासिक धर्म, गर्भावस्था, रजोनिवृत्ति (मेनोपॉज) जैसी प्रक्रियाएं हार्मोनल संतुलन पर निर्भर करती हैं। जब यह संतुलन बिगड़ता है, तो अनियमित पीरियड्स, थकान, मूड स्विंग्स, वजन बढ़ना, बाल झड़ना और प्रजनन संबंधी समस्याएं हो सकती हैं।

आयुर्वेद में कहा गया है:

"सन्तुलितं दोषसमीरणं च, सन्तुलितं सत्त्वमथात्मसात्म्यम्।
एतल्त्रयं यः प्रतिभाति तस्मै, सुदृढं स्वास्थ्यमतः प्रजानाम्॥"

(अर्थात, जब वात, पित्त, कफ संतुलित रहते हैं, और मन तथा शरीर अनुकूल अवस्था में होता है, तब व्यक्ति पूर्ण रूप से स्वस्थ होता है।)

आयुर्वेद हार्मोनल संतुलन को बनाए रखने के लिए प्राकृतिक और समग्र दृष्टिकोण प्रदान करता है।

महिलाओं में हार्मोनल असंतुलन के लक्षण

अनियमित मासिक धर्म
वजन बढ़ना या घटना
अत्यधिक थकान
अनिद्रा और तनाव
मुंहासे और त्वचा की समस्याएं
बालों का झड़ना या असामान्य वृद्धि
मूड स्विंग्स और अवसाद
प्रजनन संबंधित समस्याएं

यदि ये लक्षण बार-बार दिखाई दें, तो आयुर्वेदिक उपचार को अपनाना आवश्यक है।

आयुर्वेदिक उपचार: प्राकृतिक तरीके से हार्मोनल संतुलन

1. सात्विक और संतुलित आहार ग्रहण करें

"आहारशुद्धौ सत्त्वशुद्धिः सत्त्वशुद्धौ ध्रुवा स्मृतिः।"
(भगवद गीता 17.7)

हार्मोनल संतुलन का पहला नियम है - सही आहार। आयुर्वेद कहता है कि हमारा भोजन ही हमारी औषधि होनी चाहिए।

क्या खाएं?

✔ हरी पत्तेदार सब्जियां (पालक, मेथी, सरसों)
✔ मौसमी फल (अनार, सेब, पपीता, केला)
✔ सूखे मेवे (अखरोट, बादाम, किशमिश, अंजीर)
✔ देसी घी और नारियल तेल
✔ दालें और साबुत अनाज
✔ आयुर्वेदिक हर्बल चाय (तुलसी, दालचीनी, सौंफ)

क्या न खाएं?

✘ प्रोसेस्ड फूड और जंक फूड
✘ अधिक चीनी और कैफीन
✘ अधिक मसालेदार और तला-भुना भोजन

2. विशेष जड़ी-बूटियां (हर्बल उपचार)

आयुर्वेद में कई हर्ब्स हैं जो महिलाओं के हार्मोनल संतुलन को बनाए रखने में मददगार होती हैं।

⬜ शतावरी (Asparagus racemosus):
"स्त्रीणां जीवनमित्युक्तं शतावरी हितं परम्।"
यह महिलाओं की सबसे शक्तिशाली जड़ी-बूटी मानी जाती है। यह एस्ट्रोजन संतुलन में मदद करती है, गर्भधारण की संभावनाओं को बढ़ाती है और मेनोपॉज के लक्षणों को कम करती है।

⬜ अश्वगंधा (Withania somnifera):
"बल्यं वृष्यं रसायनं अश्वगंधा विशेषतः।"
यह तनाव को कम कर कॉर्टिसोल हार्मोन को नियंत्रित करता है और शरीर में संतुलन बनाए रखता है।

⬜ गिलोय (Tinospora cordifolia):
"अमृता सर्वरोगाणां आयुष्यम्बुधि संज्ञका।"
गिलोय इम्यून सिस्टम को मजबूत बनाकर हार्मोनल असंतुलन को रोकने में मदद करता है।

⬜ त्रिफला:
यह आंतों की सफाई करता है और डिटॉक्सिफिकेशन में मदद करता है, जिससे हार्मोन संतुलित रहते हैं।

3. दिनचर्या और योग का महत्व

"योगश्चित्तवृत्तिनिरोधः।" (पतंजलि योगसूत्र)
(योग मन और शरीर की चंचलता को नियंत्रित करता है।)

रोजाना योग और ध्यान करने से हार्मोनल संतुलन में बहुत मदद मिलती है।

योगासन जो हार्मोनल बैलेंस में मदद करें:
सूर्य नमस्कार – पूरे शरीर के संतुलन के लिए
भुजंगासन – थायरॉइड ग्रंथि के लिए
बालासन – पीरियड्स के दर्द को कम करने के लिए
नाड़ी शोधन प्राणायाम – हार्मोन संतुलन के लिए

4. तनाव प्रबंधन और अच्छी नींद

"निद्रायाः परमार्थाय स्वास्थ्यं च सुखसाधनम्।"

✔ रोज़ाना कम से कम 7-8 घंटे की गहरी नींद लें।
✔ रात में सोने से पहले हल्दी वाला दूध पीएं।
✔ मोबाइल और स्क्रीन टाइम कम करें।
✔ दिनभर में थोड़ा समय प्रकृति में बिताएं।

वैज्ञानिक अध्ययन और प्रमाण

2020 की एक स्टडी में पाया गया कि शतावरी का सेवन करने से महिलाओं में एस्ट्रोजन हार्मोन का संतुलन बेहतर होता है।

2018 में हुई रिसर्च के अनुसार, अश्वगंधा तनाव हार्मोन (कॉर्टिसोल) को 30% तक कम कर सकता है।

वैज्ञानिक अध्ययनों के अनुसार, योग और ध्यान से प्रोलैक्टिन और इंसुलिन हार्मोन का स्तर संतुलित रहता है।

बढ़ती उम्र को रोकने के लिए आयुर्वेदिक एंटी-एजिंग टिप्स

बढ़ती उम्र को रोकना या यौवन को बनाए रखना, केवल सुंदरता का प्रश्न नहीं बल्कि शरीर, मन और आत्मा का संतुलन बनाए रखने की कला है। आयुर्वेद में इसे "रसायन चिकित्सा" कहा गया है, जो जीवन शक्ति को बढ़ाकर उम्र के प्रभावों को धीमा करने में मदद करती है।

आयुर्वेद कहता है:
"जराव्याधिनाशाय रसायनमिदं श्रितम्।"
(अर्थात, रसायन चिकित्सा बुढ़ापे और रोगों को दूर करने के लिए अपनाई जाती है।)

आधुनिक विज्ञान भी यह स्वीकार करता है कि सही जीवनशैली, पोषण, और मानसिक शांति से उम्र बढ़ने की प्रक्रिया को धीमा किया जा सकता है।

बुढ़ापे के लक्षण और कारण

जैसे-जैसे उम्र बढ़ती है, शरीर में कुछ बदलाव दिखने लगते हैं:

झुर्रियां और त्वचा की नमी कम होना
बालों का सफेद होना और झड़ना
हड्डियों और जोड़ों की कमजोरी
याददाश्त और मानसिक सतर्कता में कमी
पाचन और चयापचय (मेटाबॉलिज्म) में गिरावट
थकान और ऊर्जा में कमी

आयुर्वेद के अनुसार, उम्र बढ़ने का मुख्य कारण वात दोष का असंतुलन है। यह शरीर में शुष्कता, कठोरता और कमजोरी लाता है।

आयुर्वेदिक एंटी-एजिंग टिप्स

1. सात्त्विक और पौष्टिक आहार ग्रहण करें

"सात्म्यं यदन्नं तदास्य तत्त्वं, तेन रूपं बलं च भवेत्।"
(अर्थात, जो भोजन शरीर के अनुकूल होता है, वही स्वास्थ्य और सौंदर्य को बढ़ाता है।)

क्या खाएं?

✔ देसी घी और तिल का तेल – त्वचा और कोशिकाओं को पोषण देता है।
✔ हरी सब्जियां (पालक, मेथी, करेला) – शरीर में एंटीऑक्सीडेंट्स बढ़ाते हैं।
✔ मौसमी फल (अनार, आमला, पपीता) – त्वचा को ग्लोइंग बनाते हैं।
✔ ड्राई फ्रूट्स (अखरोट, बादाम, अंजीर) – ब्रेन और स्किन हेल्थ के लिए लाभदायक।
✔ आयुर्वेदिक चाय (तुलसी, अदरक, दालचीनी) – शरीर को डिटॉक्स करता है।

क्या न खाएं?

✘ पैकेज्ड और प्रोसेस्ड फूड
✘ अधिक चीनी और नमक
✘ अधिक मिर्च-मसाले और तले-भुने पदार्थ

2. आयुर्वेदिक जड़ी-बूटियां (हर्बल उपचार)

"जीवनीयानि सर्वाणि बलवर्धनानि च।"
(अर्थात, जो जीवनशक्ति और बल को बढ़ाते हैं, वे सबसे श्रेष्ठ हैं।)

▢ आमला (Indian Gooseberry):
"वयसः स्थापनं आमलकी।"
(अर्थात, आमला उम्र को रोकने वाला सर्वोत्तम फल है।)

आमला में विटामिन C होता है, जो त्वचा को जवां बनाए रखता है और इम्यून सिस्टम को मजबूत करता है।

⬜ शतावरी (Shatavari):
महिलाओं में हार्मोन बैलेंस बनाए रखता है और त्वचा की चमक को बढ़ाता है।
⬜ अश्वगंधा (Ashwagandha):
तनाव और झुर्रियों को कम करता है।
⬜ ब्रह्मी (Brahmi):
याददाश्त और मानसिक सतर्कता को बढ़ाता है।
⬜ त्रिफला (Triphala):
डिटॉक्स करके शरीर को युवा बनाए रखता है।

3. नियमित दिनचर्या और जीवनशैली अपनाएं

"दिनचर्या हि बलं मूलं, जरारोगविनाशिनी।"
(अर्थात, सही दिनचर्या स्वास्थ्य और युवा बनाए रखने का मूल स्रोत है।)

✔ सूर्य उदय से पहले उठें – शरीर में ऊर्जा बनी रहती है।
✔ गुनगुने पानी से दिन की शुरुआत करें – पाचन और त्वचा के लिए लाभकारी।
✔ रात को जल्दी सोएं – शरीर की कोशिकाएं रिपेयर होती हैं।
✔ सप्ताह में एक बार तेल मालिश करें – त्वचा को पोषण और वात संतुलन में मदद मिलती है।

4. योग और प्राणायाम का अभ्यास करें

"योगश्चित्तवृत्तिनिरोधः।"
(योग मन और शरीर की चंचलता को नियंत्रित करता है।)

योगासन जो एंटी-एजिंग में मदद करें:
सूर्य नमस्कार – शरीर में रक्त संचार को सुधारता है।

भुजंगासन – त्वचा और हड्डियों को मजबूत करता है।
शीर्षासन – चेहरे पर निखार लाता है और बालों को स्वस्थ रखता है।
नाड़ी शोधन प्राणायाम – शरीर को डिटॉक्स करता है।
Méditation और ओम जप – तनाव कम करता है।

5. तनाव प्रबंधन और अच्छी नींद

"निद्रायाः परमार्थयि स्वास्थ्यं च सुखसाधनम्।"
(अच्छी नींद स्वास्थ्य और सुख का मूलभूत आधार है।)

✔ रोजाना कम से कम 7-8 घंटे की गहरी नींद लें।
✔ रात में सोने से पहले हल्दी वाला दूध पिएं।
✔ दिनभर में थोड़ा समय प्रकृति में बिताएं।
✔ चिंता और तनाव से बचें, क्योंकि यह उम्र बढ़ने की प्रक्रिया को तेज करता है।

वैज्ञानिक अध्ययन और प्रमाण

नेशनल इंस्टीट्यूट ऑफ हेल्थ (NIH) की एक स्टडी के अनुसार, आयुर्वेदिक जड़ी-बूटियां (आमला, अश्वगंधा) कोशिका क्षय को धीमा करती हैं और उम्र बढ़ने की प्रक्रिया को रोकती हैं।

2018 की एक रिसर्च के अनुसार, योग और ध्यान शरीर में तनाव हार्मोन (कॉर्टिसोल) को 30% तक कम कर सकता है, जिससे उम्र बढ़ने की प्रक्रिया धीमी हो जाती है।

100 साल की स्वस्थ जिंदगी के लिए आयुर्वेदिक मंत्र

"शरीरमाद्यं खलु धर्मसाधनम्।"
(अर्थात, यह शरीर ही सभी कार्यों का प्रथम साधन है।)

प्रत्येक व्यक्ति दीर्घायु और स्वस्थ जीवन जीने की इच्छा रखता है। आयुर्वेद में 100 वर्षों तक स्वस्थ, ऊर्जावान और आनंदमय जीवन जीने के लिए विशिष्ट सिद्धांत बताए गए हैं। ये सिद्धांत केवल रोगों से बचाव ही नहीं करते, बल्कि शरीर, मन और आत्मा का समग्र संतुलन भी बनाए रखते हैं।

क्या संभव है 100 साल जीना?

आधुनिक वैज्ञानिक अध्ययन बताते हैं कि सही आहार, नियमित व्यायाम और संतुलित जीवनशैली अपनाकर आयुर्वेदिक सिद्धांतों के अनुसार 100 वर्ष तक जीवित रहना संभव है।

जरा-वृद्धावस्था से बचने के लिए आयुर्वेद कहता है:
"आयुः कामयमानेन धर्मार्थसुखसाधनम्। आयुर्वेदोपदेशेषु विधेयः परमादरः।।"
(अर्थात, जो दीर्घायु चाहते हैं, उन्हें आयुर्वेद के उपदेशों का पालन करना चाहिए।)

अब आइए जानते हैं आयुर्वेदिक रहस्य, जो 100 साल की स्वस्थ जिंदगी जीने में मदद कर सकते हैं।

1. आयुर्वेदिक दिनचर्या: सही दिनचर्या ही लंबी उम्र की कुंजी

"यामे यामे निराशेति, दिनचर्या च पालनम्।"
(अर्थात, समय के अनुसार अनुशासन का पालन करने से आयु बढ़ती है।)

✔ ब्रह्ममुहूर्त में उठें (सुबह 4-5 बजे) – शरीर को ऊर्जा से भरपूर रखता है।
✔ गुनगुना पानी पीएं – टॉक्सिन्स बाहर निकालता है।

✔ दांत, जीभ और आंखों की सफाई करें – संपूर्ण स्वास्थ्य का आधार।

✔ तेल मालिश (अभ्यंग) – वात दोष को संतुलित रखता है और त्वचा को युवा बनाए रखता है।

✔ योग और प्राणायाम करें – कोशिकाओं को पुनर्जीवित करता है।

✔ नियमित भोजन करें – पाचन और चयापचय (मेटाबॉलिज्म) को मजबूत करता है।

✔ सूर्यास्त के बाद हल्का भोजन करें – शरीर के विषाक्त पदार्थ कम करता है।

✔ रात 10 बजे तक सो जाएं – शरीर की पुनर्निर्माण प्रक्रिया तेज होती है।

"दिवा स्वप्नं च वर्जयेत्।"
(अर्थात, दिन में सोने से बचें, यह आयु को कम करता है।)

2. आयुर्वेदिक आहार: सात्त्विक भोजन ही अमृत है

"हितं मितं चाशनं आयुषः कारणम्।"
(अर्थात, संतुलित और पौष्टिक आहार ही दीर्घायु का कारण बनता है।)

✔ आयुर्वेदिक दृष्टिकोण से क्या खाएं?

- मौसमी फल और सब्जियां – शरीर को पोषण और ऊर्जा प्रदान करते हैं।
- दूध, देसी घी और तिल का तेल – कोशिकाओं की मरम्मत करते हैं।
- हल्दी, तुलसी, दालचीनी, सौंफ – रोग प्रतिरोधक क्षमता बढ़ाते हैं।
- अंकुरित अनाज और मेवे – जीवन शक्ति को बढ़ाते हैं।
- गिलोय और आंवला – शरीर को युवा बनाए रखते हैं।

✘ क्या न खाएं?

- डिब्बाबंद और जंक फूड
- अधिक मिर्च-मसाले और तले हुए पदार्थ
- ज्यादा मीठा और नमक

"रोगा सर्वे अपि मंदाग्नौ जायन्ते।"

(अर्थात, सभी रोग कमजोर पाचन से उत्पन्न होते हैं।)

3. आयुर्वेदिक जड़ी-बूटियां जो 100 साल तक स्वस्थ रखती हैं

"जीवनीयानि सर्वाणि बलवर्धनानि च।"
(अर्थात, जो जीवन शक्ति और बल को बढ़ाते हैं, वे सर्वोत्तम हैं।)

1. अश्वगंधा (Ashwagandha)

शरीर को मजबूत और तनाव मुक्त बनाता है।
कोर्टिसोल (तनाव हार्मोन) को 30% तक कम करता है।

2. आमला (Amla)

विटामिन C का बेहतरीन स्रोत, कोशिकाओं की उम्र बढ़ने की प्रक्रिया धीमी करता है।
प्रतिरक्षा प्रणाली को मजबूत करता है।

3. शतावरी (Shatavari)

महिलाओं और पुरुषों के हार्मोन संतुलन के लिए फायदेमंद।
शरीर में ऊर्जा बढ़ाता है।

4. त्रिफला (Triphala)

शरीर को डिटॉक्स करता है और पाचन को सुधारता है।
2020 की एक स्टडी के अनुसार, त्रिफला एंटीऑक्सीडेंट स्तर को 25% तक बढ़ा सकता है।

5. ब्राह्मी (Brahmi)

याददाश्त और मानसिक सतर्कता को बढ़ाता है।

एक रिसर्च के अनुसार, ब्राह्मी मस्तिष्क की कार्यक्षमता को 20% तक बढ़ा सकती है।

4. योग और प्राणायाम: आयुर्वेदिक अमृत

"योगश्चित्तवृत्तिनिरोधः।"
(योग मन और शरीर की चंचलता को नियंत्रित करता है।)

✔ सूर्य नमस्कार – शरीर को ऊर्जावान रखता है।
✔ शीर्षासन – मस्तिष्क में रक्त संचार बढ़ाता है।
✔ प्राणायाम (नाड़ी शोधन, भ्रामरी, कपालभाति) – कोशिकाओं को पुनर्जीवित करता है।
✔ ध्यान (मेडिटेशन) – तनाव को कम कर दीर्घायु को बढ़ाता है।

वैज्ञानिक प्रमाण:

2018 की एक स्टडी के अनुसार, योग करने से टेलोमेयर (कोशिकाओं के जीवनकाल को नियंत्रित करने वाले तत्व) का क्षरण 40% तक कम हो जाता है।